_____께 드립니다.

일러두기

1. 『기억력을 지켜주는 컬러링북』 시리즈는 일반인부터 경증 인지 장애 환자까지 두루 쓸 수 있도록 난이도를 구분해 만들었습니다. 이 책은 머지않아 치매 단계로 진입하려는 경증 인지 장애 환자용, 가장 쉬운 난이도입니다.
2. 이 책은 12챕터로 구성되어 있습니다. 날짜를 적으면서 각 챕터를 완성하고 책 한 권을 끝까지 마치면 인지 기능과 반응 상태를 알아보는 데 도움이 됩니다.
3. 책 끝에 문제 풀이가 있습니다.
4. 노인 관련 기관이나 시설 현장에서 사용하는 교사들을 위해 책의 앞부분에는 구성 콘셉트에 따른 치매 예방 설명을, 뒷부분에는 이 책의 활용법을 실었습니다.

박수정 지음 | 강준휘·구태은 그림

기억력을 지켜주는 컬러링북

엄마 따라 장터 구경

인지 장애 개선용

학고재

차례

책을 펴내며 최선의 해결책은 '예방'입니다 … 7

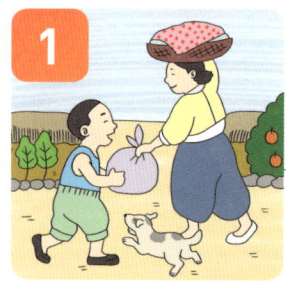

1

두뇌 건강 놀이
글자 맞추기 … 14

그리기 연습
도형 따라 그리기 … 15

회상하며 색칠하기
장사 나가는 엄마를 따라 나서요 … 16

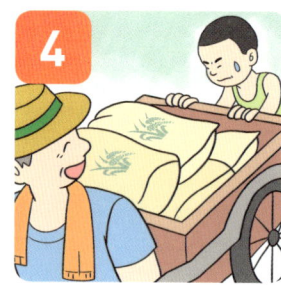

4

두뇌 건강 놀이
같은 것 찾아 숫자 세기 … 26

그리기 연습
보고 색칠하기 … 27

회상하며 색칠하기
칭찬을 받았어요 … 28

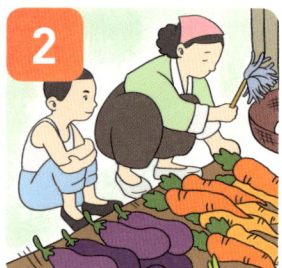

2

두뇌 건강 놀이
얼마일까요 … 18

그리기 연습
숫자 따라 점 잇기 … 19

회상하며 색칠하기
시장에 자리를 잡아요 … 20

5

두뇌 건강 놀이
스케줄 관리 … 30

그리기 연습
반쪽 그림 완성하기 … 31

회상하며 색칠하기
과일 장수 아저씨네 놀러 갔어요 … 32

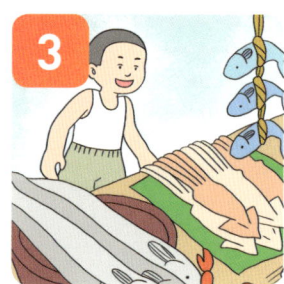

3

두뇌 건강 놀이
짝 맞추기 … 22

그리기 연습
색깔 맞춰 색칠하기 … 23

회상하며 색칠하기
생선 가게를 구경합니다 … 24

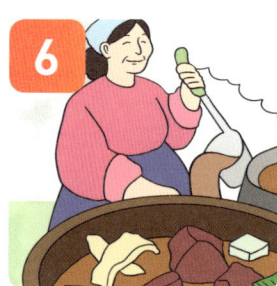

6

두뇌 건강 놀이
단어 찾기 … 34

그리기 연습
도형 그림 완성하기 … 35

회상하며 색칠하기
장터에서 먹는 국밥이 최고예요 … 36

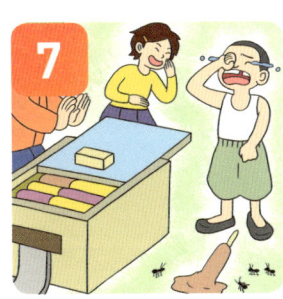

두뇌 건강 놀이
돈 계산하기 … 38

그리기 연습
숫자 따라 점 잇기 … 39

회상하며 색칠하기
맛있는 아이스크림 … 40

두뇌 건강 놀이
물건 고르기 … 50

그리기 연습
색깔 맞춰 칠하기 … 51

회상하며 색칠하기
입에서 사르르 달콤한 솜사탕 … 52

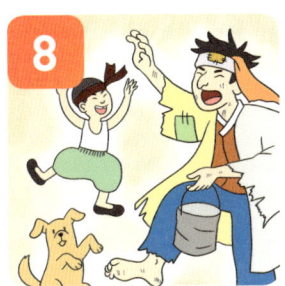

두뇌 건강 놀이
단어 찾기 … 42

그리기 연습
조각보 색칠하기 … 43

회상하며 색칠하기
각설이 구경을 빠뜨릴 수 없지요 … 44

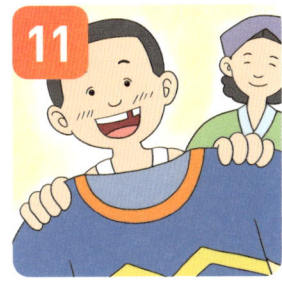

두뇌 건강 놀이
여러 가지 모양 찾기 … 54

그리기 연습
반쪽 그림 완성하기 … 55

회상하며 색칠하기
새 옷이 생겼어요 … 56

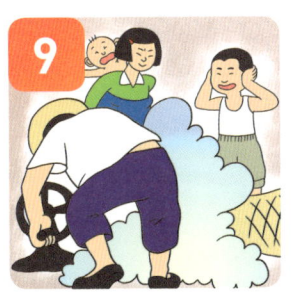

두뇌 건강 놀이
순서 맞히기 … 46

그리기 연습
그림 속 빈칸 색칠하기 … 47

회상하며 색칠하기
언제나 반가운 뻥튀기 할아버지 … 48

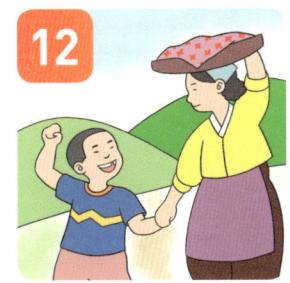

두뇌 건강 놀이
미로 찾기 … 58

그리기 연습
만다라 색칠하기 … 59

회상하며 색칠하기
집으로 돌아오는 길 … 60

우리 책 100% 활용하기 … 65

문제 풀이 … 73

책을 펴내며
최선의 해결책은 '예방'입니다

눈과 손으로 뇌 건강을 지켜주세요

우리나라는 출산율이 줄어드는 반면 기대 수명이 크게 늘어나면서 세계에서 가장 빨리 고령화되고 있습니다. 이로 인한 문제 가운데 가장 심각한 것이 있으니, 바로 '노년층의 건강 상태'입니다. 노인성 질환은 삶의 질을 떨어뜨리는 가장 큰 요인입니다. 대부분 만성 질환으로 발전해 의료비 지출도 커집니다.

치매는 대표적인 노인성 질환입니다. 이제 치매는 국가 차원에서 고민하는 사회경제적 안건으로, 개인의 부담을 줄이고 우리 사회를 건강하게 유지하기 위해 나라에서 적극 관리하고 있습니다. 그럼에도 1차적인 노력과 책임은 우리 개개인의 몫입니다. 최선의 해결책은 곧 '예방'이라는 말이 있듯, 몸도 뇌도 건강할 때 지켜야 행복하게 세상을 즐길 수 있습니다.

치매는 아직 근본적인 치료법이 없습니다. 따라서 현재 치매 치료는 약물 치료와 비약물 치료로 진행 속도를 늦추는 데 초점을 두고 있습니다. 비약물 치료는 음악, 미술, 운동, 원예, 회상 요법 등 약품을 쓰지 않는 활동 치료법을 말합니다. 약물 치료만 할 때보다 다양한 비약물 치료법을 병용할 때 효과가 더 높은 것으로 알려져 있지요.

비약물 치료법이 다양하게 개발되면서 대체 요법으로 주목받는 가운데, 미술 치료는 특히 해묵은 갈등을 조정하고 자기 표현력을 높여 자연스럽게 감정의 승화 작용을 도와주는 예술 활동으로 중요한 역할을 하고 있습니다. 신체, 정서, 정신의 건강을 모두 아우르는 총체적인 요법인 만큼 미술 활동이 인지 기능에 미치는 영향은 대단히 큽니다.

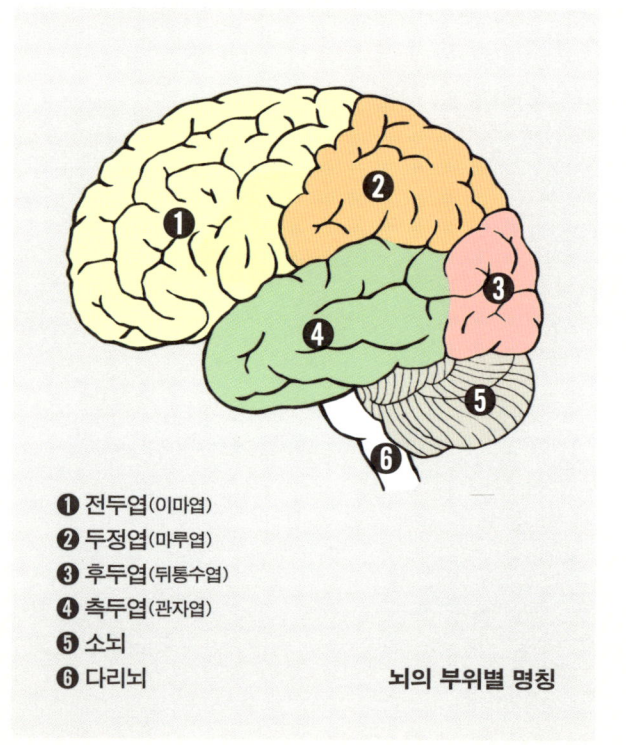

❶ 전두엽(이마엽)
❷ 두정엽(마루엽)
❸ 후두엽(뒤통수엽)
❹ 측두엽(관자엽)
❺ 소뇌
❻ 다리뇌

뇌의 부위별 명칭

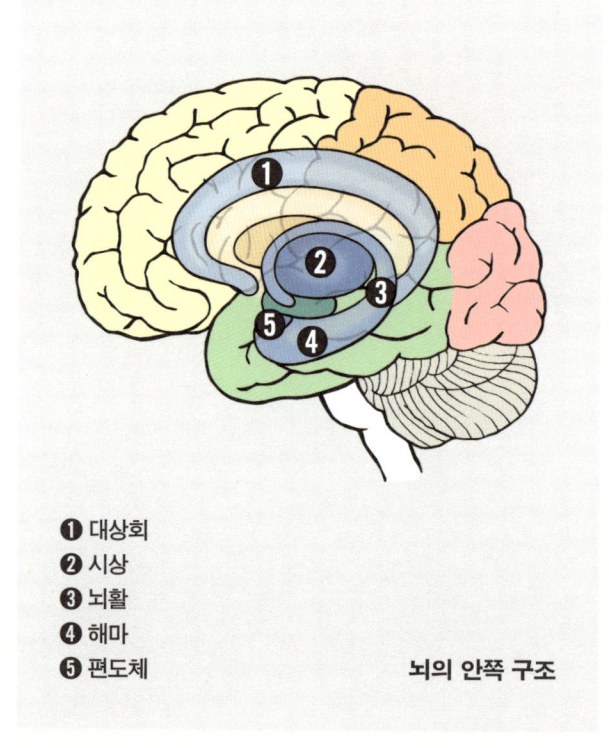

❶ 대상회
❷ 시상
❸ 뇌활
❹ 해마
❺ 편도체

뇌의 안쪽 구조

우선 알록달록한 색깔 자극은 시신경 활동을 촉진합니다. 빛으로 인식되는 색상은 우리 눈의 시신경 세포를 거쳐 전기 신호로 바뀌어 뇌의 후두엽을 자극합니다. 후두엽은 본능과 직결되는 부위로 신진대사에 영향을 미치고 정서에 관여합니다. 여러 색을 다채롭게 인지하고 구분하는 능력을 발달시키면 후두엽의 기능이 활발해집니다.

그림 한 장으로 얻는 만족감과 성취감
'컬러링'은 색연필, 물감, 마커, 펜 등 흔하고 간편한 필기도구로 그림을 색칠하는 활동입니다. 컬러링북의 가장 큰 장점은 때와 장소와 상관없이 누구나 가볍게 즐길 수 있다는 점입니다. 그림 그리기에 자신 없는 분들도 쉽게 시도할 수 있도록 이미 완성된 밑그림에 색만 칠하게 함으로써, 색으로 마음을 표현하도록 촉진하는 데 매우 효과적입니다. 그림의 내용에 집중하고 내면의 감정대로 색을 고르는 것, 그리고 손동작에 신경 써 작은 그림 한 장을 완성하는 동안 미적인 만족감과 성취감을 함께 느끼게 해줍니다.

사고력, 추진력, 문제 해결 능력을 높여줍니다
손가락을 반복적으로 움직이면서 그림에 몰입하면 신체 리듬이 되살아나 정서에 좋은 기운을 불어넣어줍니다. 우리 손은 말초신경이 발달해 다양한 감각을 풍부하게 인지합니다. 따라서 손 운동을 많이 하면 뇌에서 지능과 기억력의 중추 역할을 하는 전두엽 전체가 자극됩니다.

나이가 들면 뇌 혈류가 줄어 신경세포가 소실되면서 뇌의 크기가 줄어듭니다. 귀가 어두워지고 오감이 둔해지며 근육이 약해지는 등 전반적인 감각 기능이 떨어지는 이유입니다. 뇌에 이상이 생기면 지각과 인식이 원활하지 못하고, 받아들인 감각 정보를 분석하고 종합해 순조롭게 운동 기능과 연결시키는 데 문제가 생깁니다. 컬러링과 함께 도구를 다루는 힘, 선에 맞춰 색칠하는 힘을 섬세하게 조절하는 동안 눈과 손, 손과 손이 조화롭게 협응합니다. 미술 치료는 몸의 민첩성 등 균형 감각과 인지 기능을 모두 파악하게 해줄 뿐만 아니라, 일상생활 전반에 널리 도움이 되는 치료 활동입니다.

기억력을 촉진하는 과거 회상 주제

저는 미술 치료를 전공하고 현장에서 직접 노인을 대상으로 임상을 진행하면서 실제적인 어려움을 접했습니다. 노인의 움직임, 노인의 심리와 정신력을 고려한 교재가 매우 부족했기 때문입니다. 저도 이제 50대로 시니어 대열에 들어서면서 은퇴 준비와 건강 고민이 부쩍 커졌습니다. 부모와 형제들은 말할 것도 없습니다. 그래서 제 가족, 우리 이웃의 고충을 생각하며 그간 연구해온 전문성을 살려 이 책을 기획했습니다.

주목! 이 책의 특장점

특징 1 줄거리가 있는 스토리텔링 컬러링

이 책은 모두 12장면으로 구성되어 있습니다. 누구나 공감할 만한 이야기로 12가지 장면을 구성한 '스토리텔링 컬러링'은 이 책만의 특징이자 자랑입니다. 잊고 있던 기억을 끄집어내 기억 회로를 자극하고, 지난 세월을 효과적으로 추억하도록 고려했습니다. 서정적인 줄거리를 따라가며 그림을 완성하다 보면, 이야기 속 주인공에 내 지난날을 비춰 과거 경험을 연상케 해주는 효과가 있습니다.

특징 2 두뇌를 깨우는 3단계 워밍업

각 회차에서는 색칠 작업에 들어가기에 앞서 전두엽, 후두엽, 두정엽 등 뇌의 여러 부분을 일깨울 수 있도록 재미난 퀴즈를 먼저 만나게 됩니다. ①문자 인식 능력, ②숫자 인식 능력, ③공간 지각 능력, ④색깔 인식 능력 등을 복합적으로 자극하는 워밍업 프로그램인 셈입니다. 여기에 매 회의 주제에 맞춰 간단하게 손을 푸는 그리기 코너를 배치했습니다. 우리 뇌와 손이 자연스럽게 깨어난 다음 본격적인 컬러링 활동에 들어갈 수 있도록 고민을 거듭한 구성입니다.

이 컬러링북 시리즈는 크게 '경도 인지 장애 개선용'과 '인지 장애 예방용'으로 나뉩니다. '개선용'은 이미 치매가 시작된 경도 인지 장애 사용자를 위해 퀴즈도, 컬러링도 아주 쉽게 만들었습니다. '예방용'은 그보다 난이도를 조금 높였습니다. 하지만 어렵지는 않습니다. 갈수록 건망증이 심해지고 집중력이 간절한 일반인 모두가 사용할 수 있도록 조정했습니다.

남은 세월 가운데 우리 뇌는 오늘 가장 젊습니다. 새로운 정보를 접할수록 촉진되는 뇌 세포의 능력, 우리 뇌의 활기를 높여주는 편리한 방법을 제안합니다. 『기억력을 지켜주는 컬러링북』과 함께 뇌 기능을 북돋워 희로애락을 다채로운 색깔로 표현해보시기를 기대합니다. 그림과 함께하는 예술 활동으로 내일도 건강하게, 말로 전하지 못하는 마음을 자연스럽게 끄집어내 표현함으로써 지난 시간을 건강하게 돌아볼 수 있도록 도와드리겠습니다.

2020년 12월
박수정

자, 이제부터

차근차근

함께하실까요?

이름_____

날짜_____년___월___일

1 두뇌 건강 놀이
글자 맞추기

오늘 날짜 ___월 ___일

오, 일, 장, 세 글자의 짝을 찾아 보기처럼 알록달록 색칠해보세요.

보기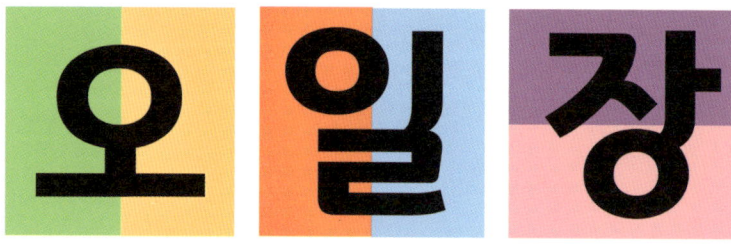

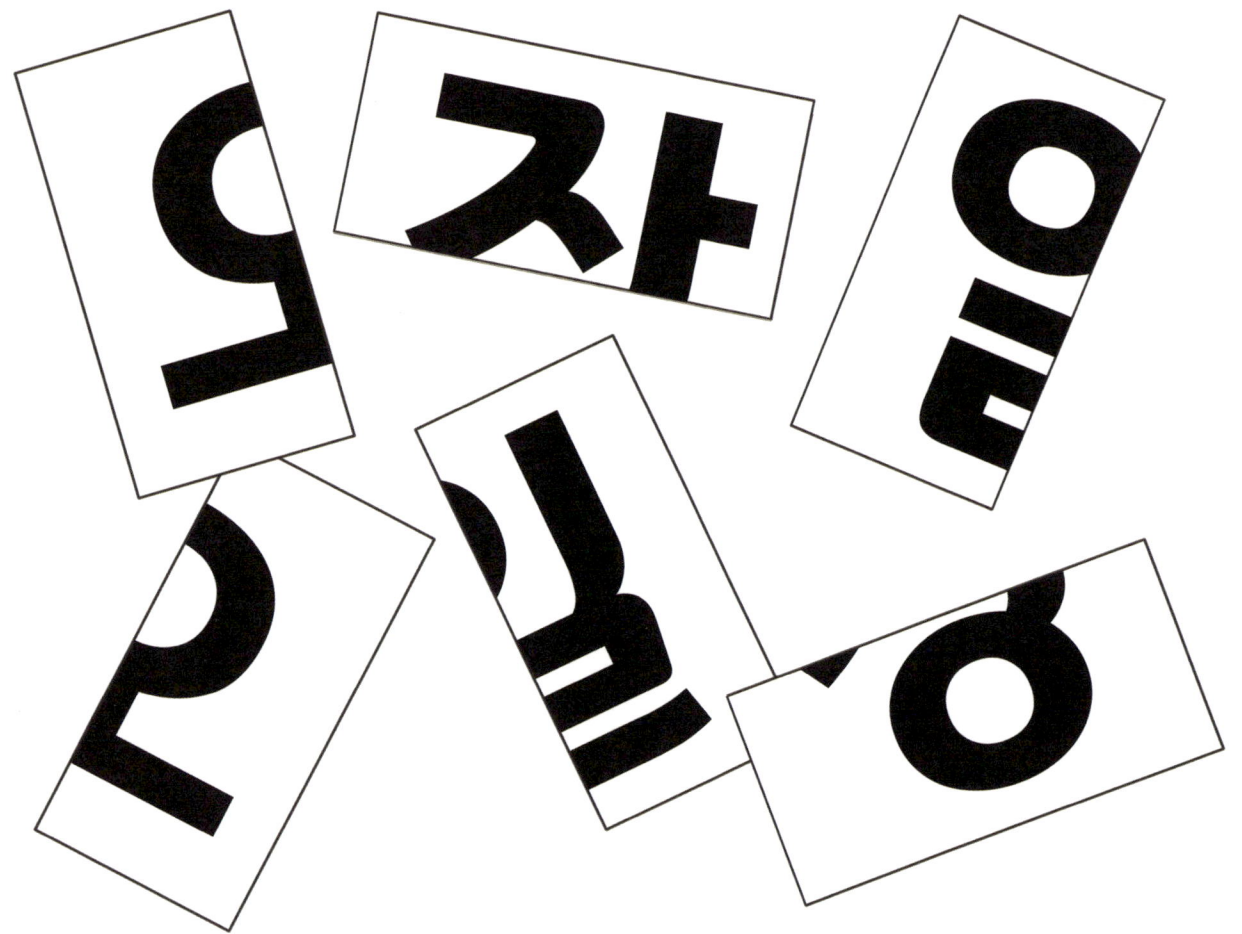

자극 효과
문자 인식
공간 지각
색깔 인식

그리기 연습 **1**

도형 따라 그리기

왼쪽 그림을 보고 빈칸에 똑같이 그려보세요.

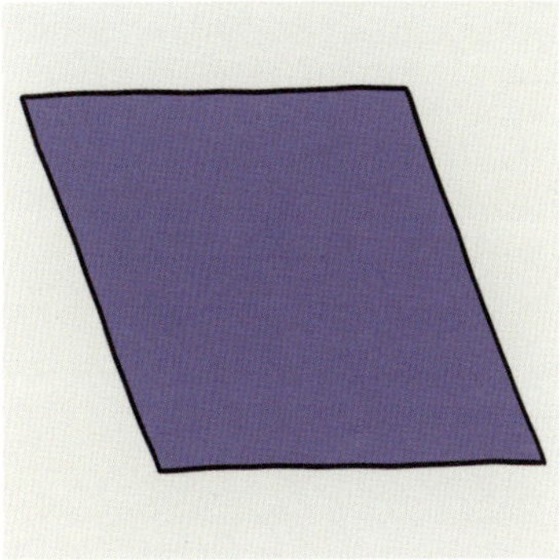

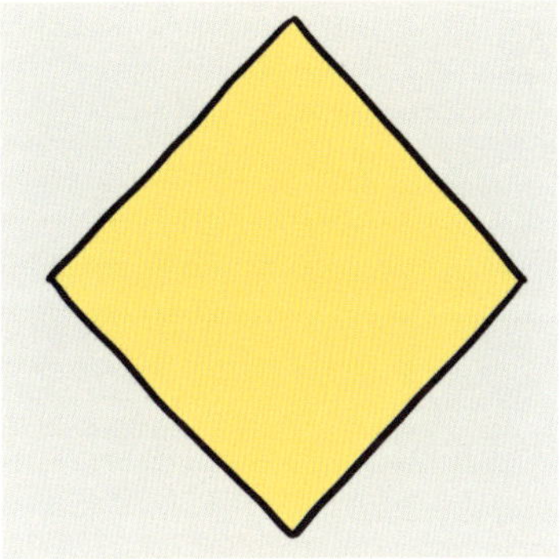

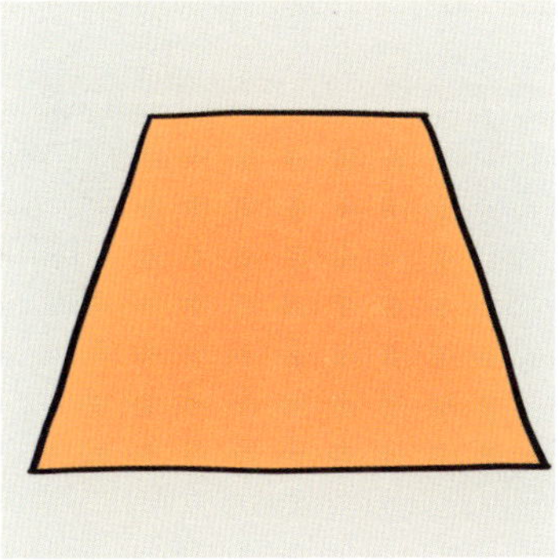

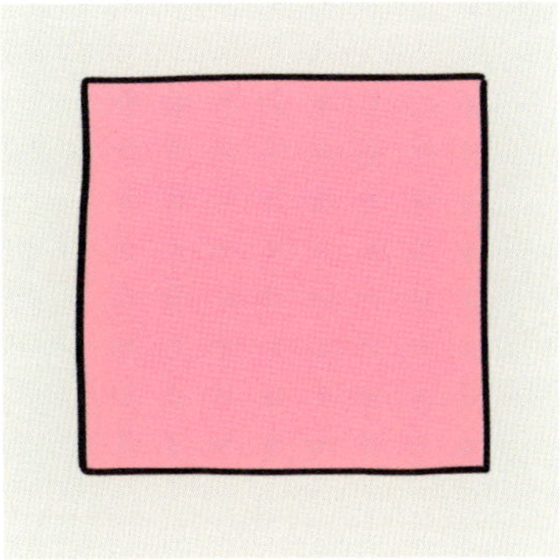

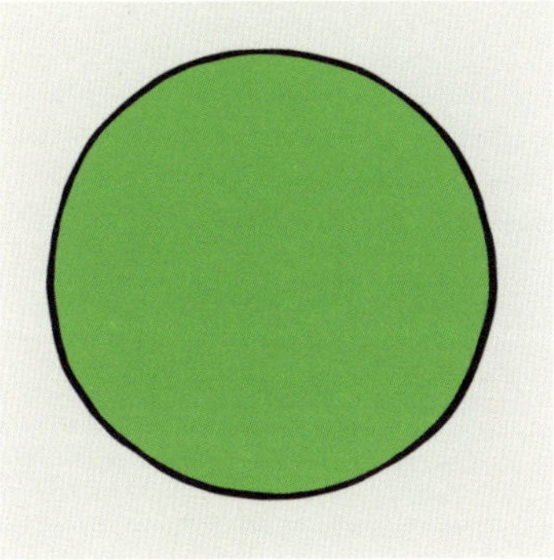

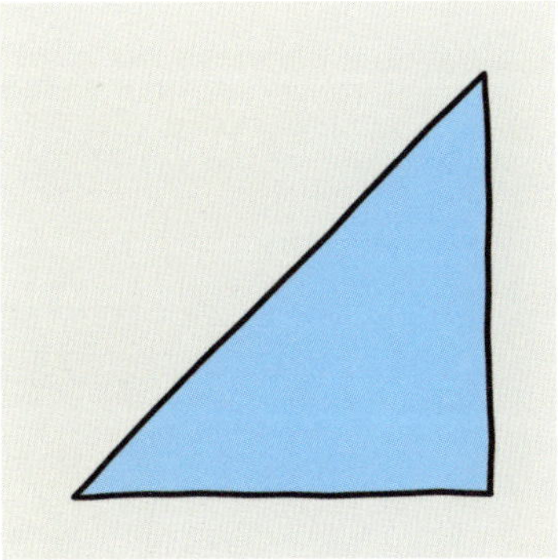

1 회상하며 색칠하기
장사 나가는 엄마를 따라 나서요

닷새마다 열리는 우리 동네 장날

울 어머니 내다 파실 짐 보따리 바리바리

어머니는 광주리 나는 보퉁이

바둑이도 신이 나서 따라 나서요

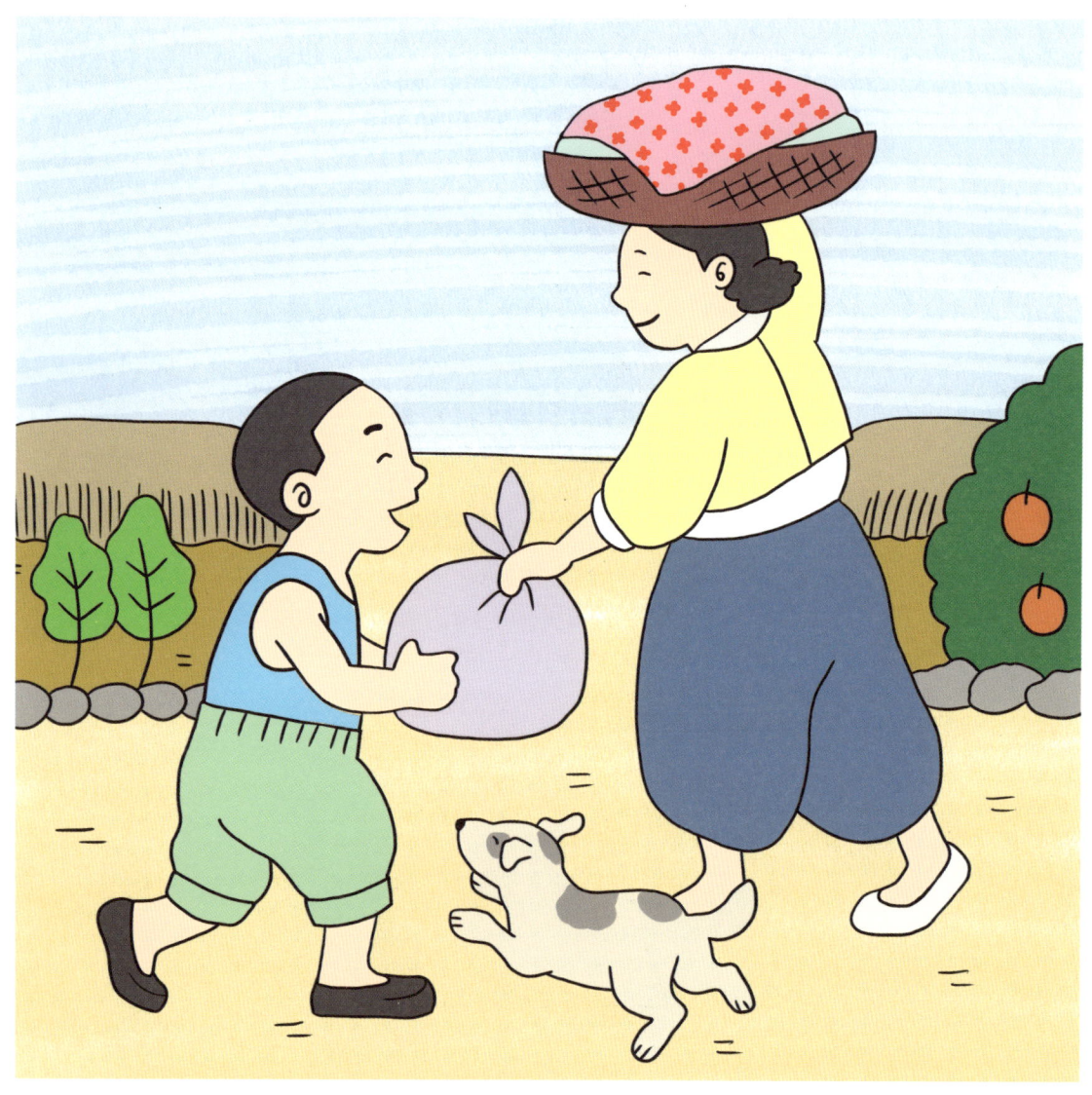

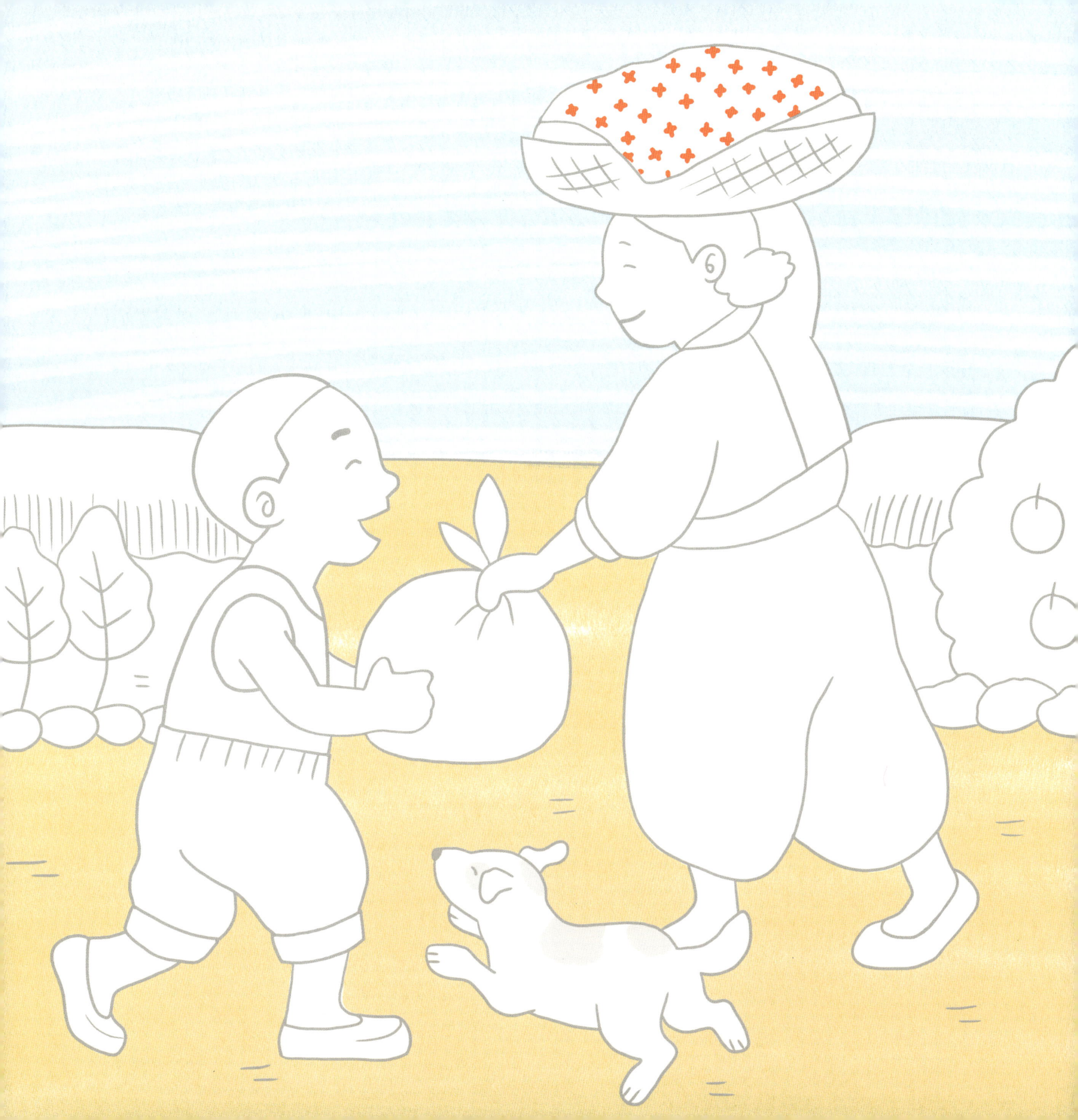

2 두뇌 건강 놀이
얼마일까요

오늘 날짜 ____월 ____일

지갑 속 돈을 꺼내보았습니다. 모두 얼마일까요?

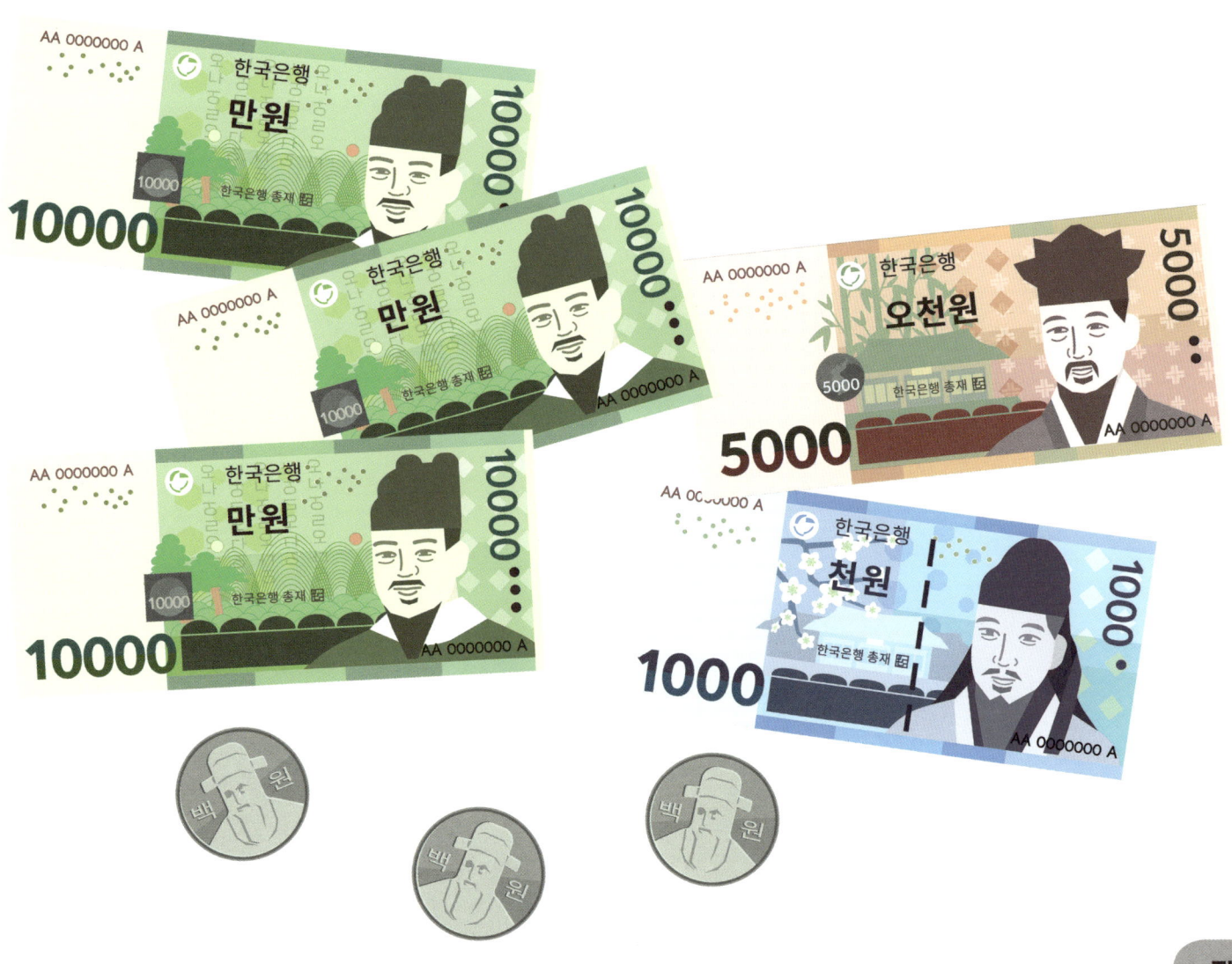

합계 _____ 원

자극 효과
문자 인식
숫자 인식
공간 지각
색깔 인식

그리기 연습
숫자 따라 점 잇기 2

1부터 30까지 점을 이어 그림을 완성하고 보기처럼 색칠을 해보세요.

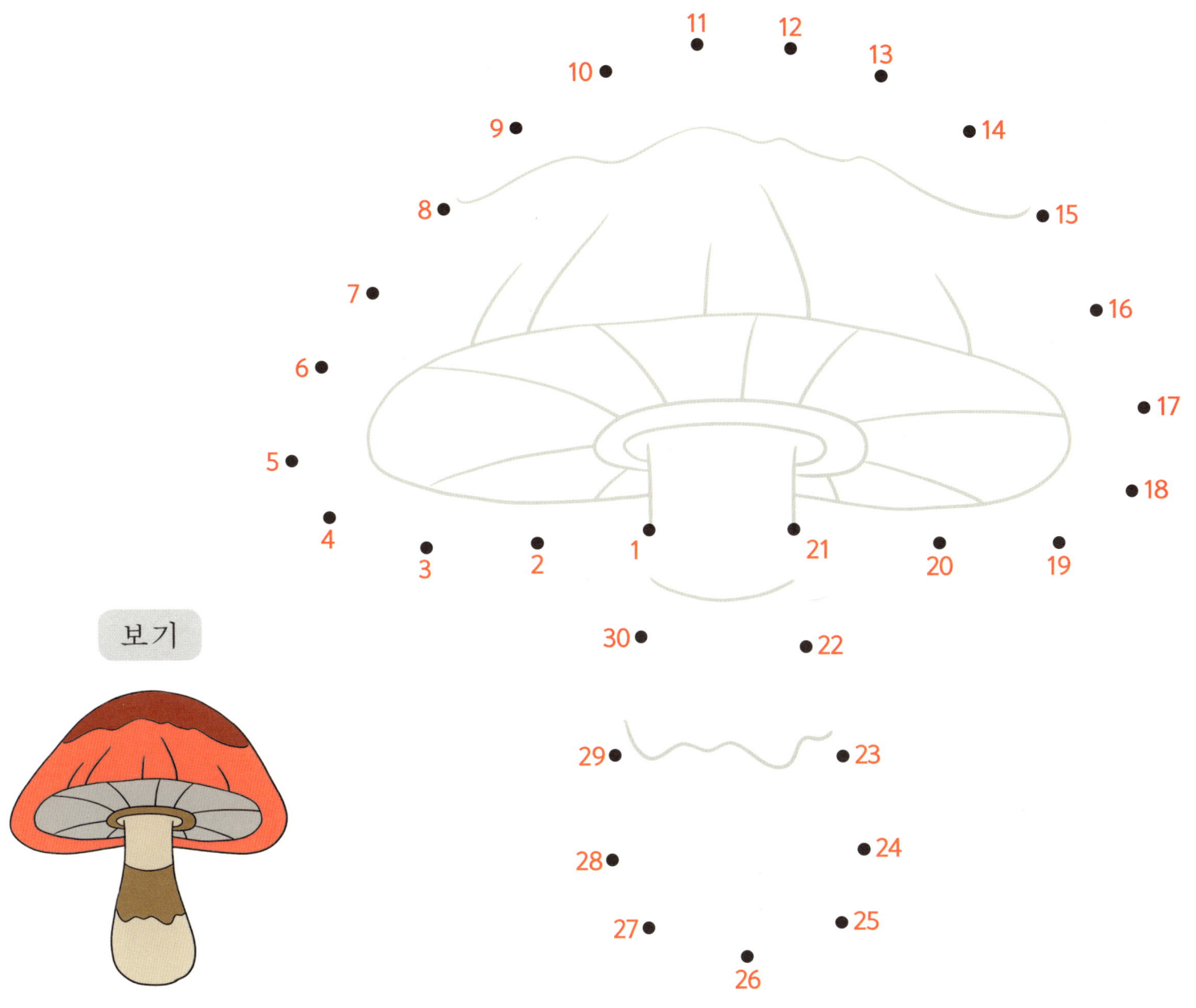

보기

2 회상하며 색칠하기
시장에 자리를 잡아요

시장 초입 처마 아래 자리를 폈어요

크고 예쁜 것만 골라 나온 우리 집 채소

얼른 다 팔리면 얼마나 좋을까요

그러면 신나게 장 구경 나설 텐데

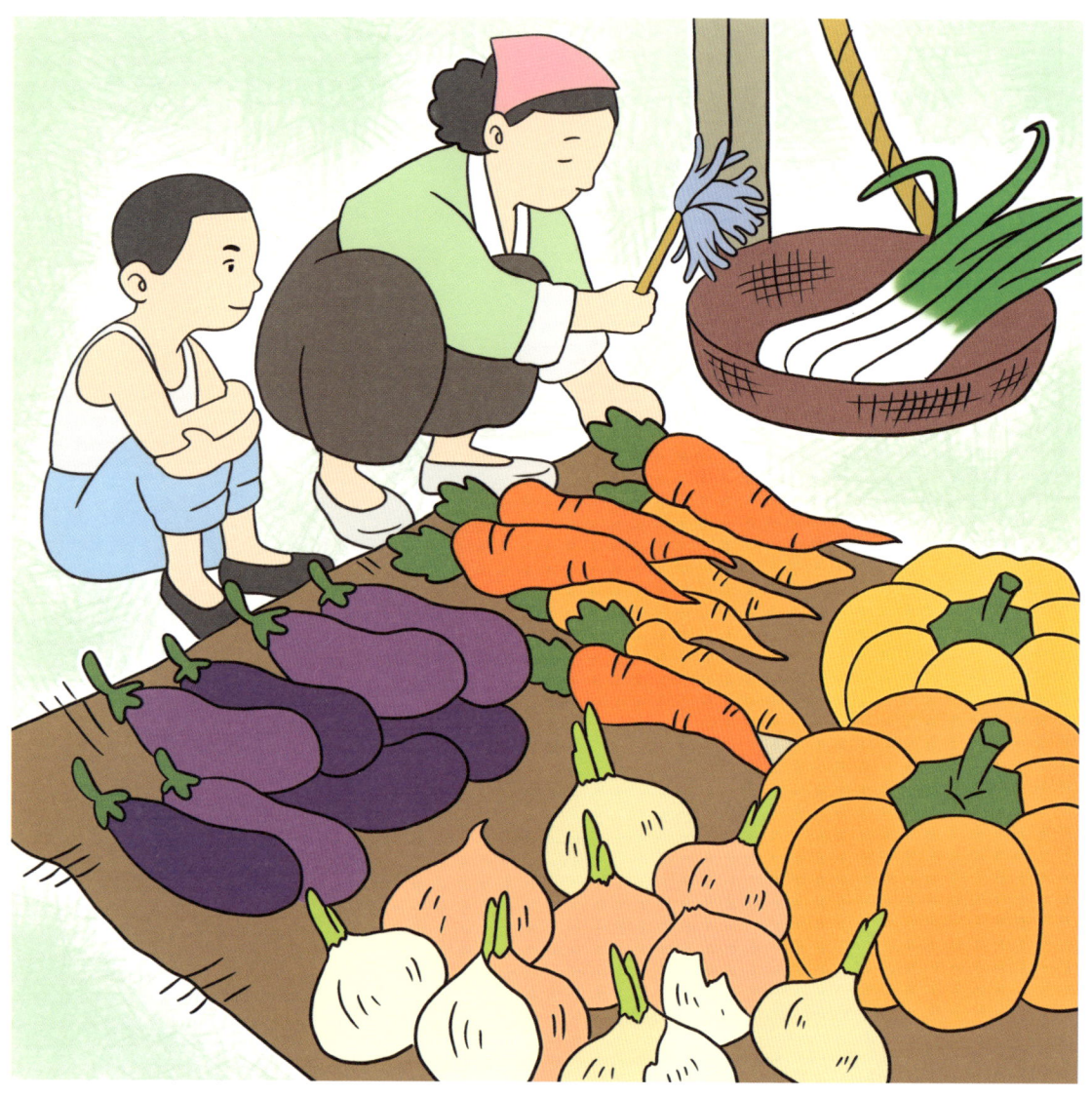

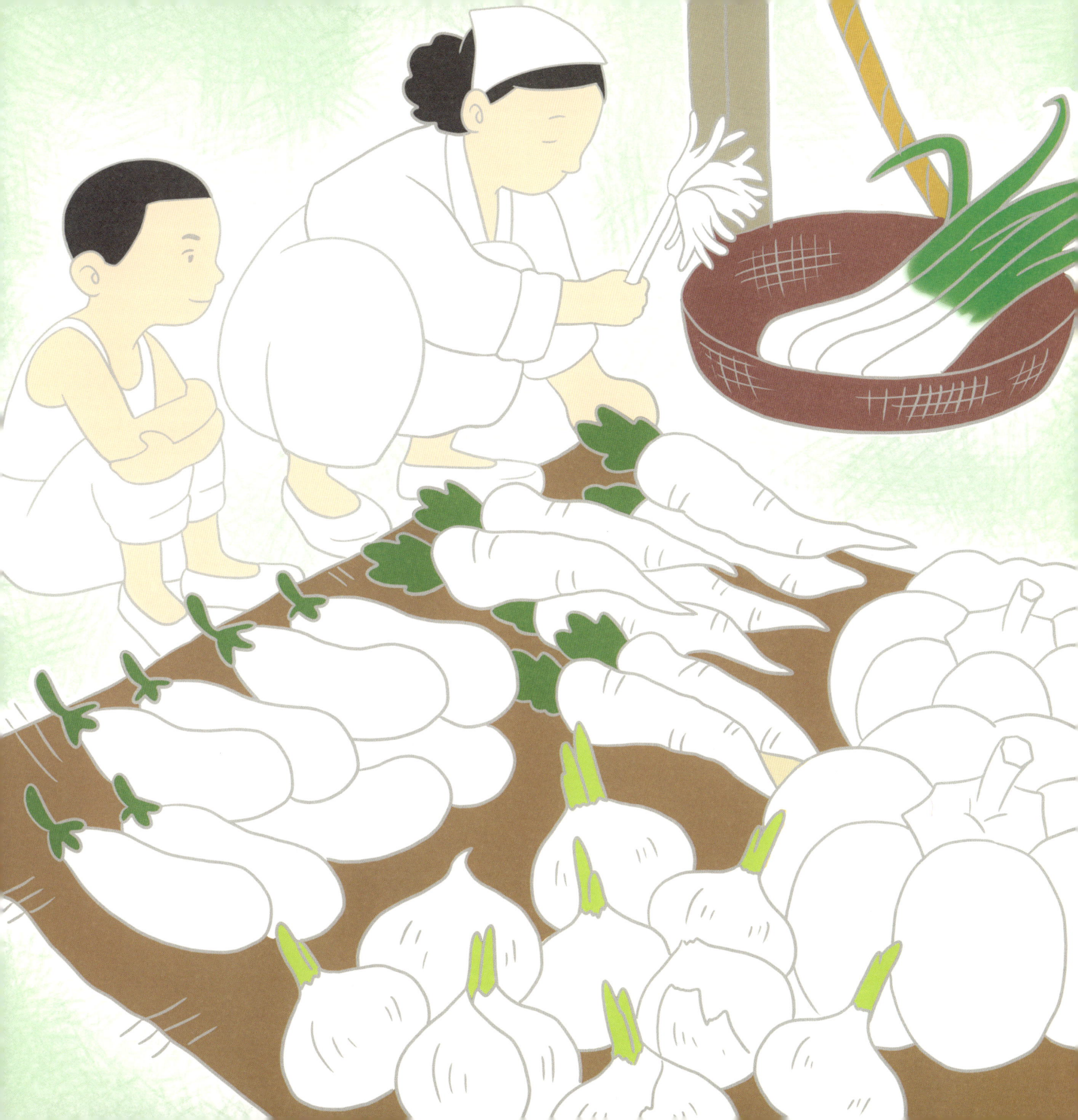

3 두뇌 건강 놀이
짝 맞추기

오늘 날짜 ___월 ___일

모양에 맞는 그림자를 찾아 짝을 지어봅시다.

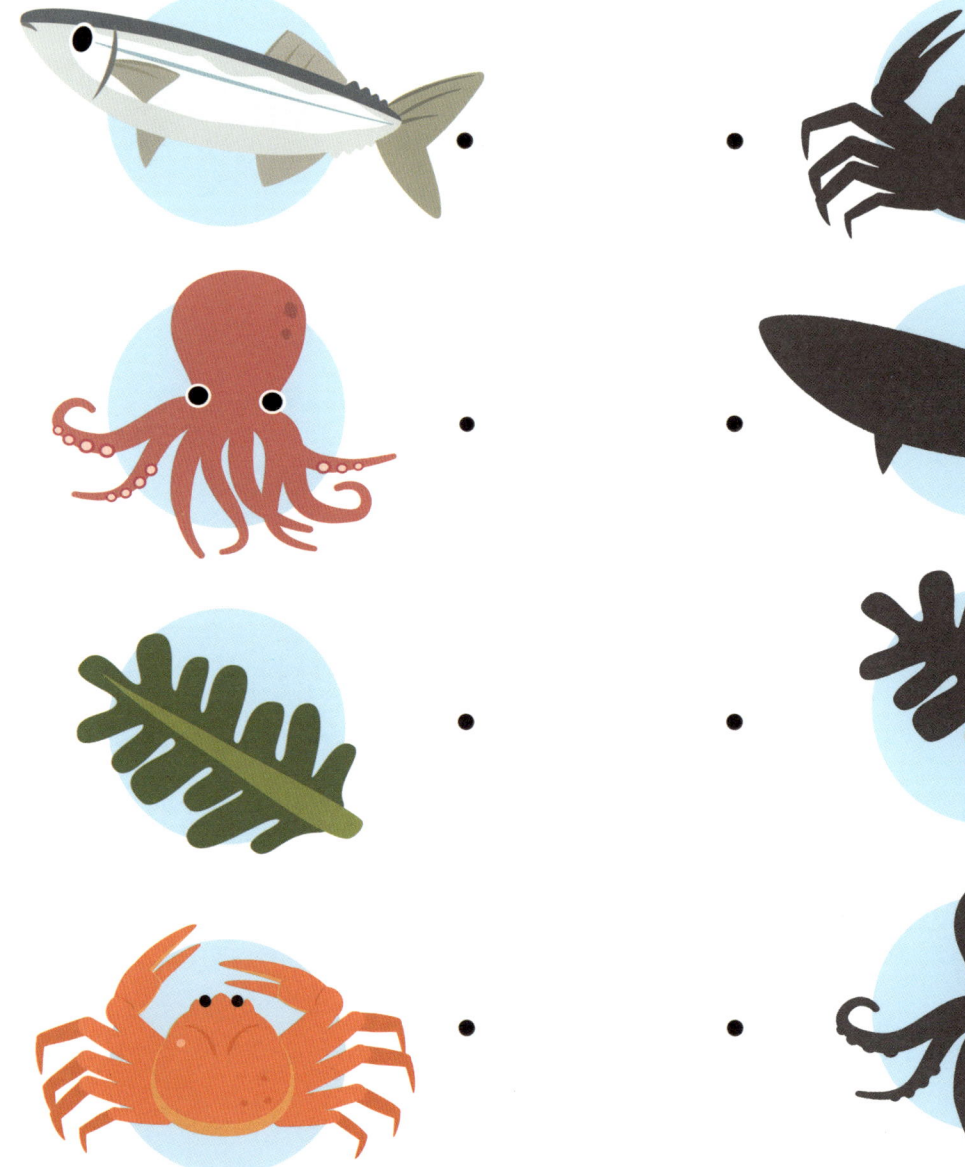

자극 효과
공간 지각

그리기 연습

색깔 맞춰 색칠하기 3

보기의 물고기 모양과 크기에 맞춰 바닷속 물고기를 색칠해보세요.

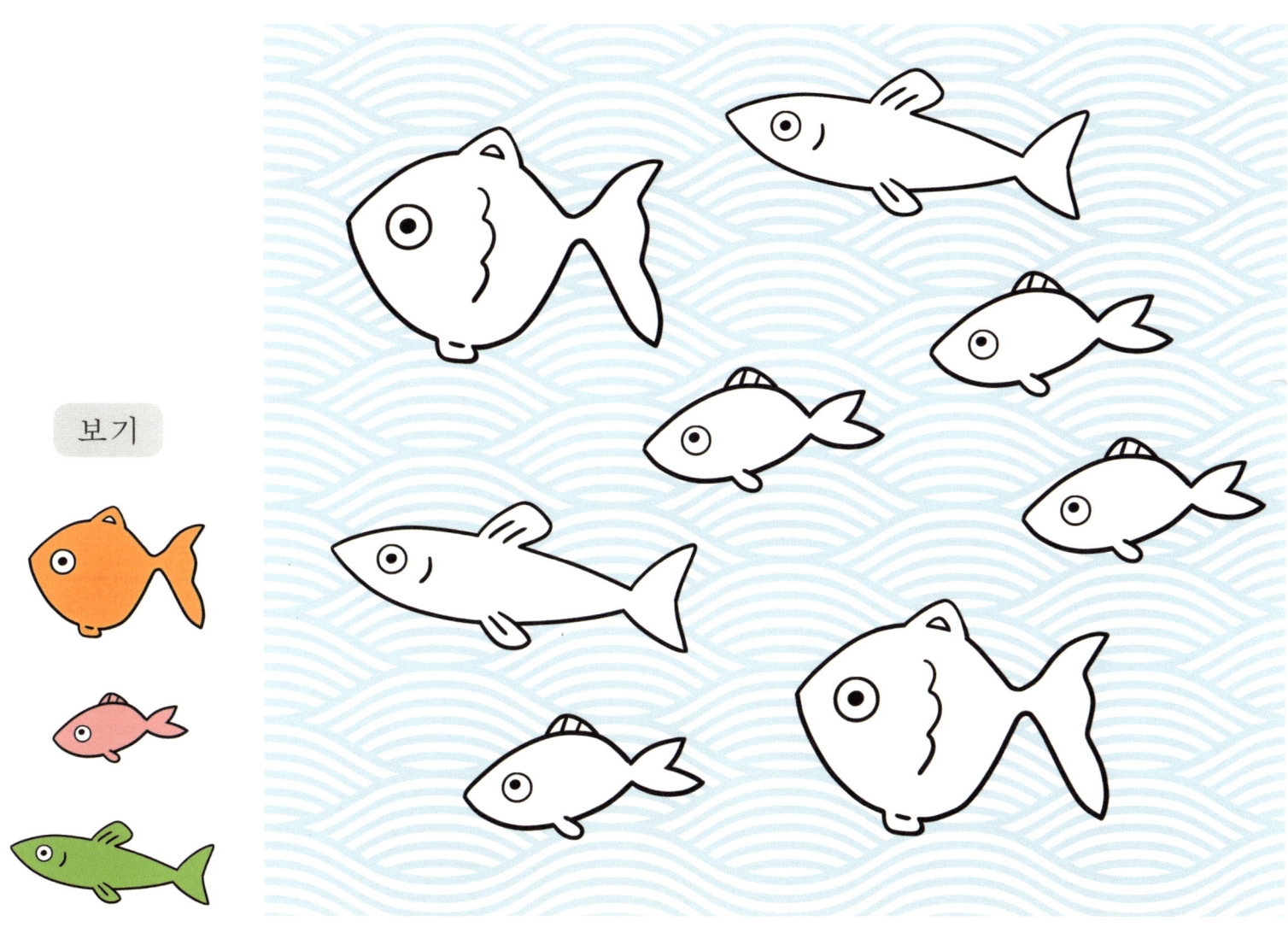

3 생선 가게를 구경합니다
회상하며 색칠하기

와아, 갈치도 있고 꽃게도 나왔네!

장날에나 사다 먹는 싱싱한 생선

오늘 저녁 반찬은 제가 골라요

만날 먹는 고등어는 아니면 좋겠어요

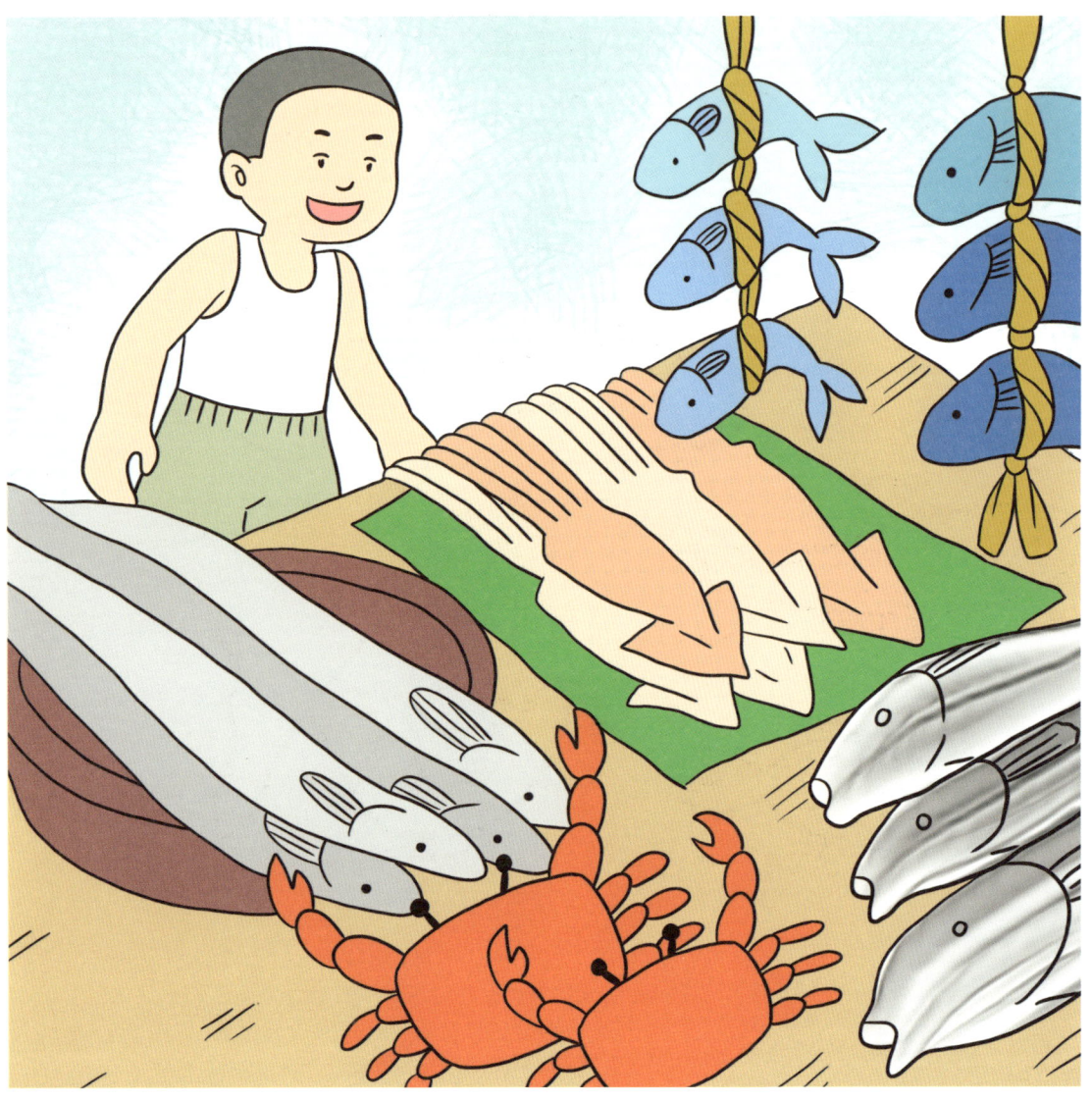

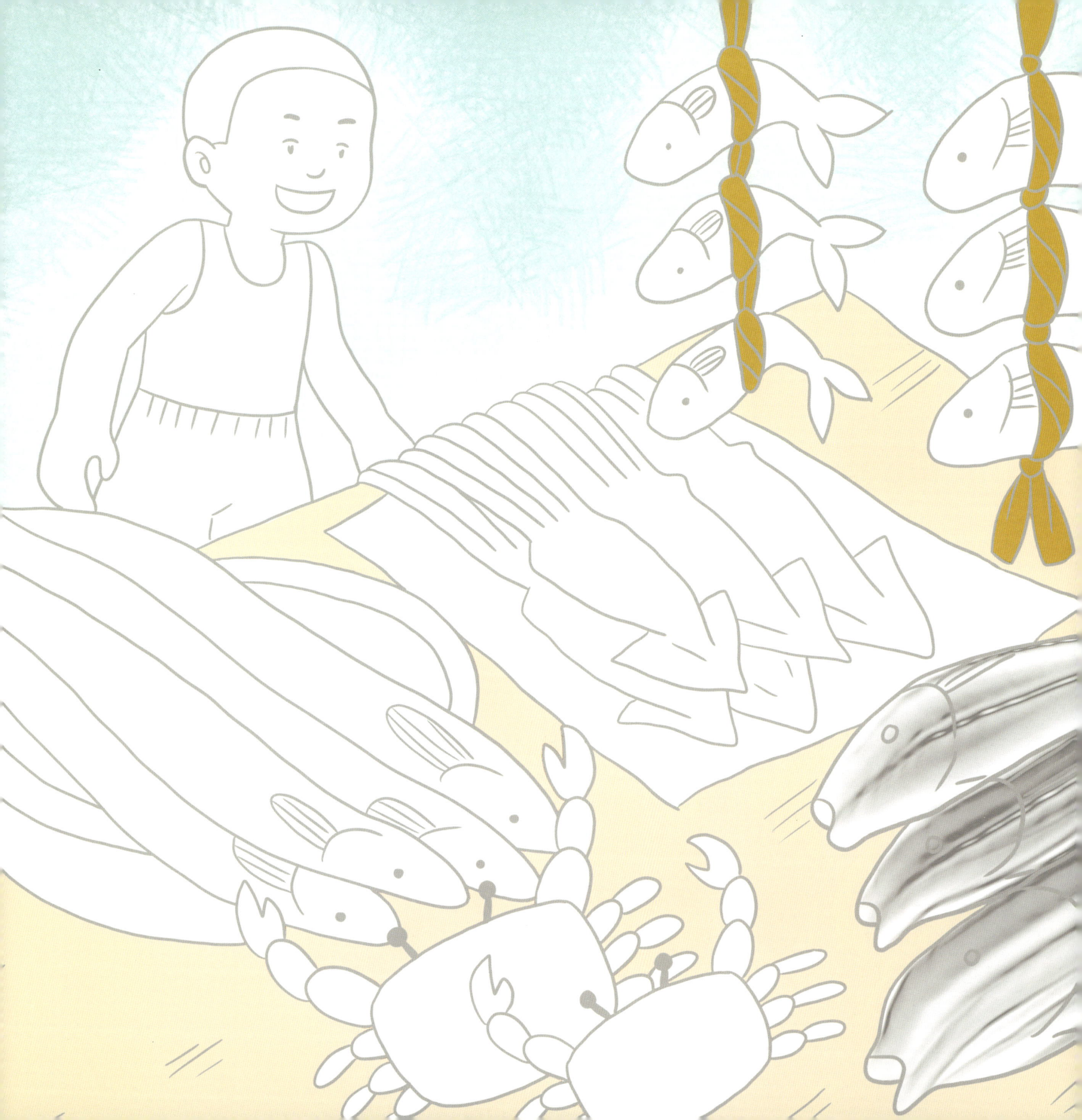

4 두뇌 건강 놀이
같은 것 찾아 숫자 세기

오늘 날짜 ___월 ___일

밤, 대추, 옥수수, 콩, 콩깍지가 있어요. 각각 몇 개일까요?

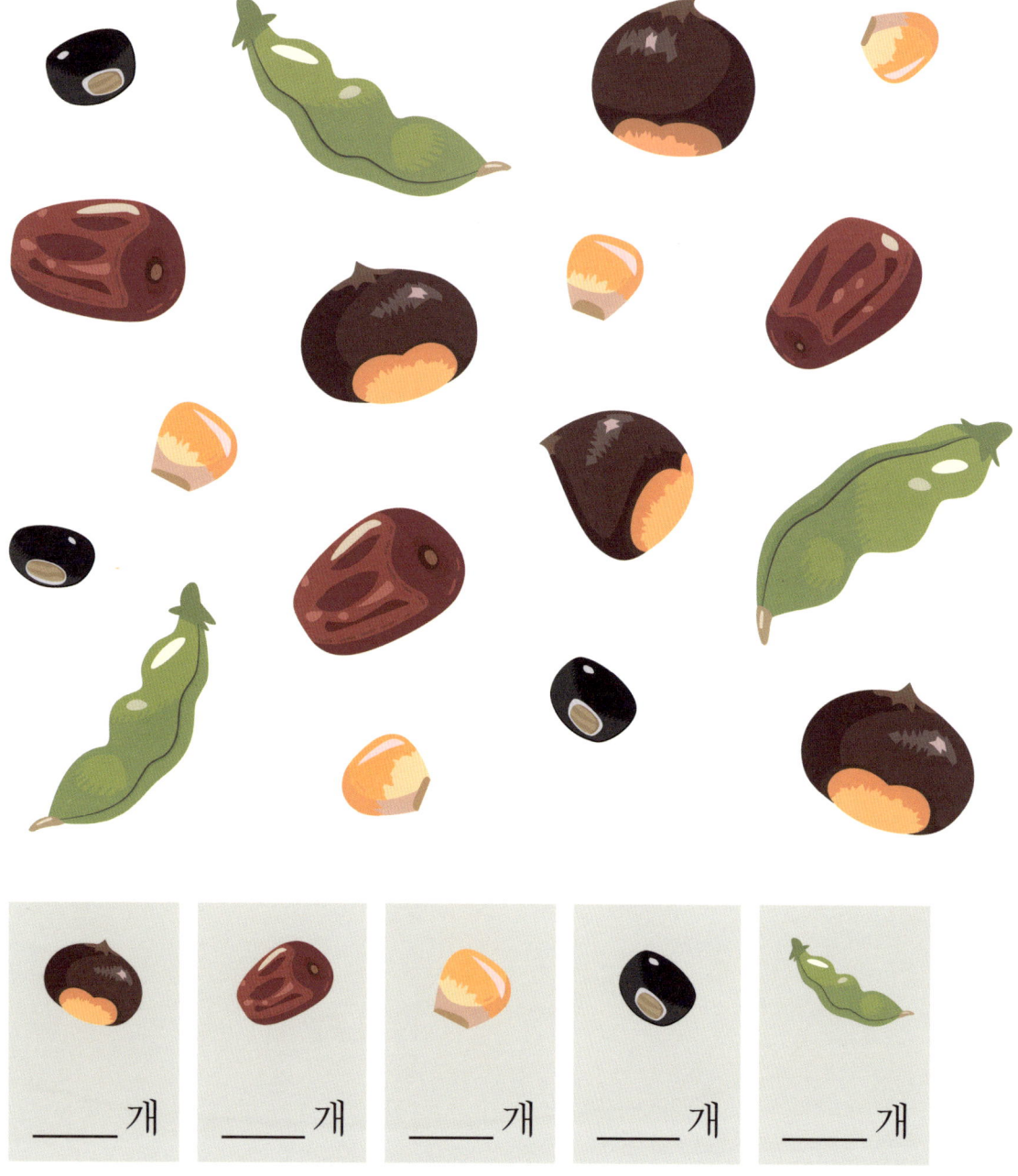

___개 ___개 ___개 ___개 ___개

자극 효과
숫자 인식
공간 지각

그리기 연습 4
보고 색칠하기

보기를 보고 똑같이 색칠해보세요.

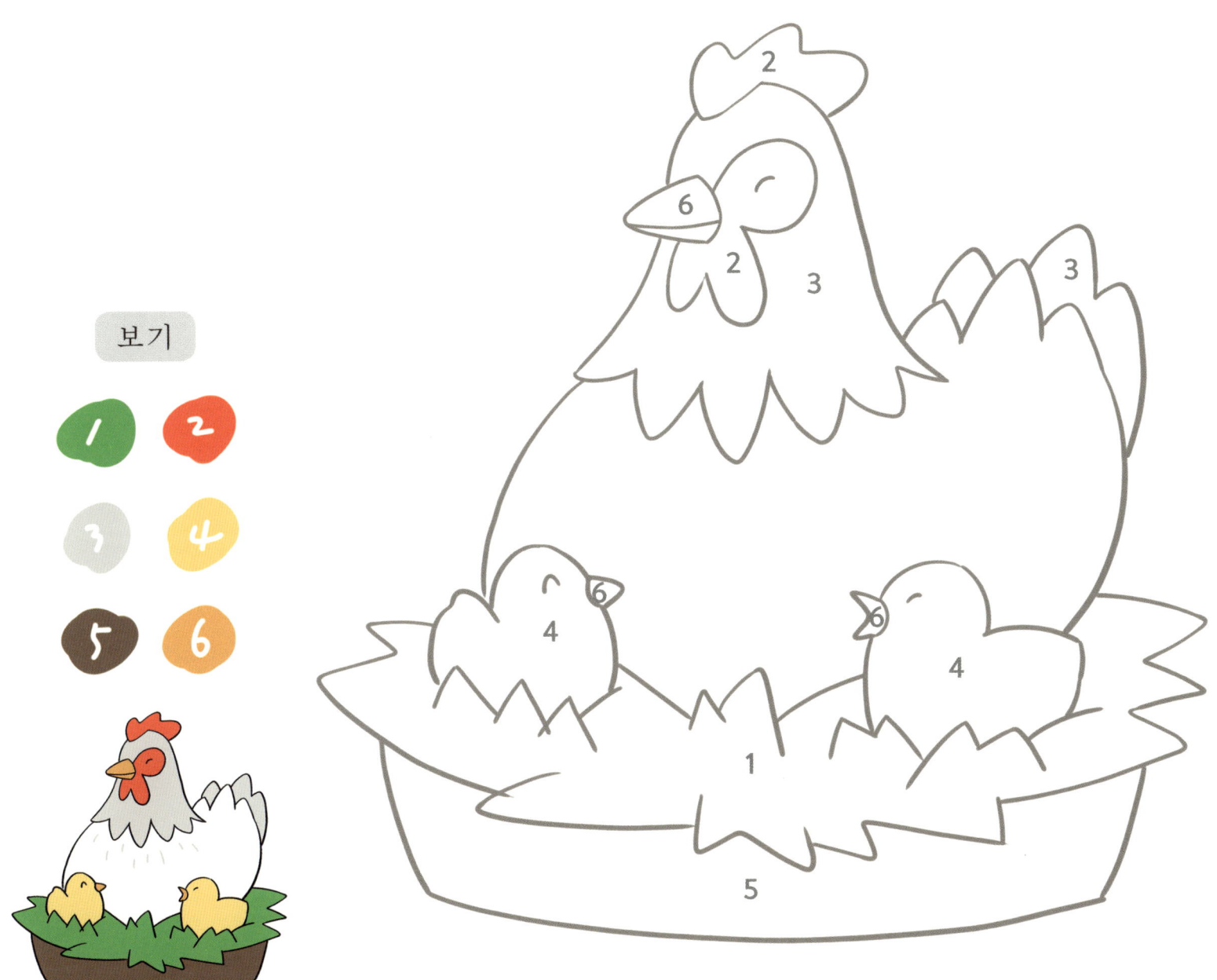

4 회상하며 색칠하기
칭찬을 받았어요

장날이면 만나는 쌀집 할아버지

언제나 기특하다 눈깔사탕 주시지요

쌀가마니 그득 실은 리어카에 땀이 뻘뻘

오늘은 굵은 사탕을 세 개나 주셨어요

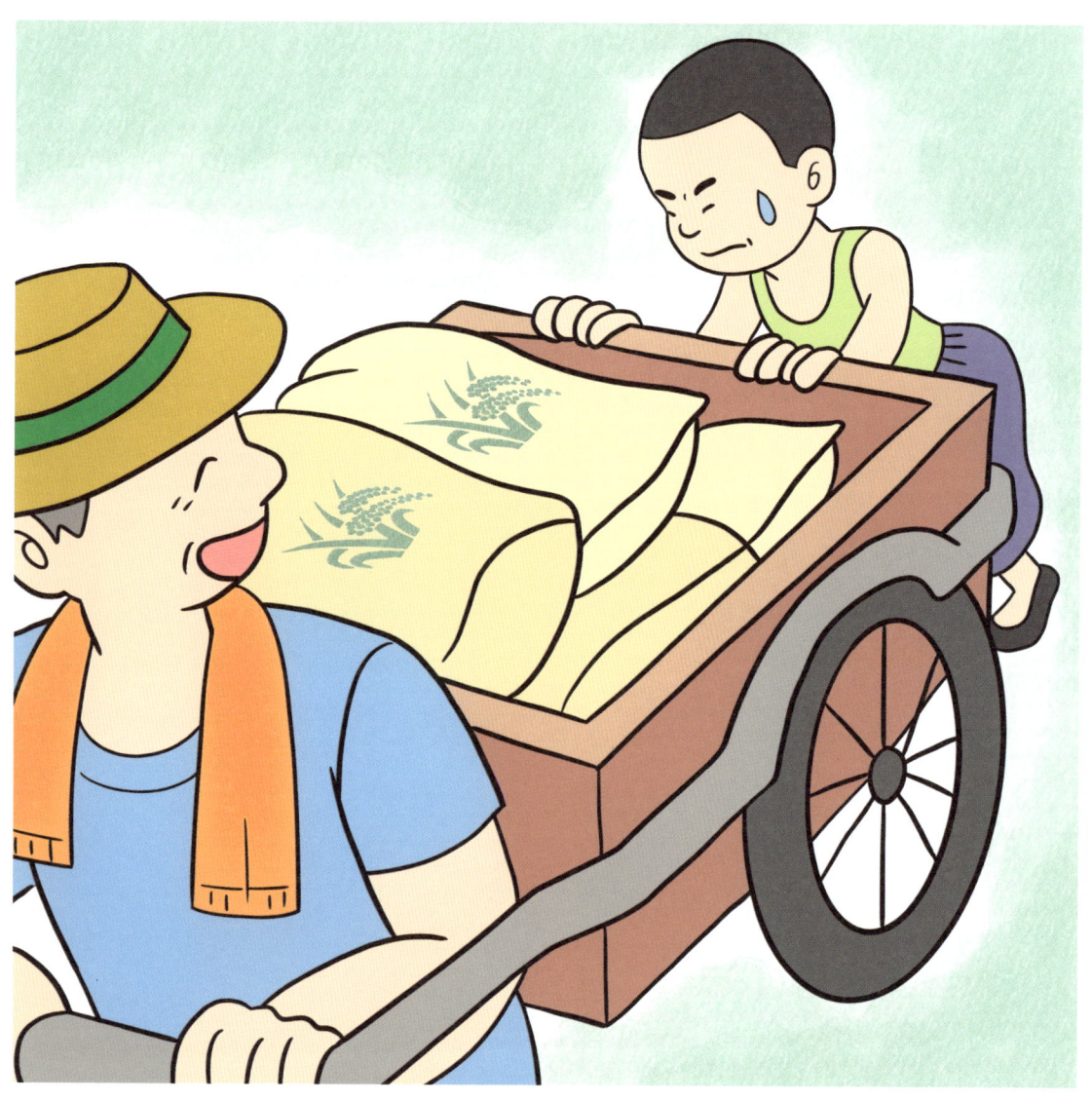

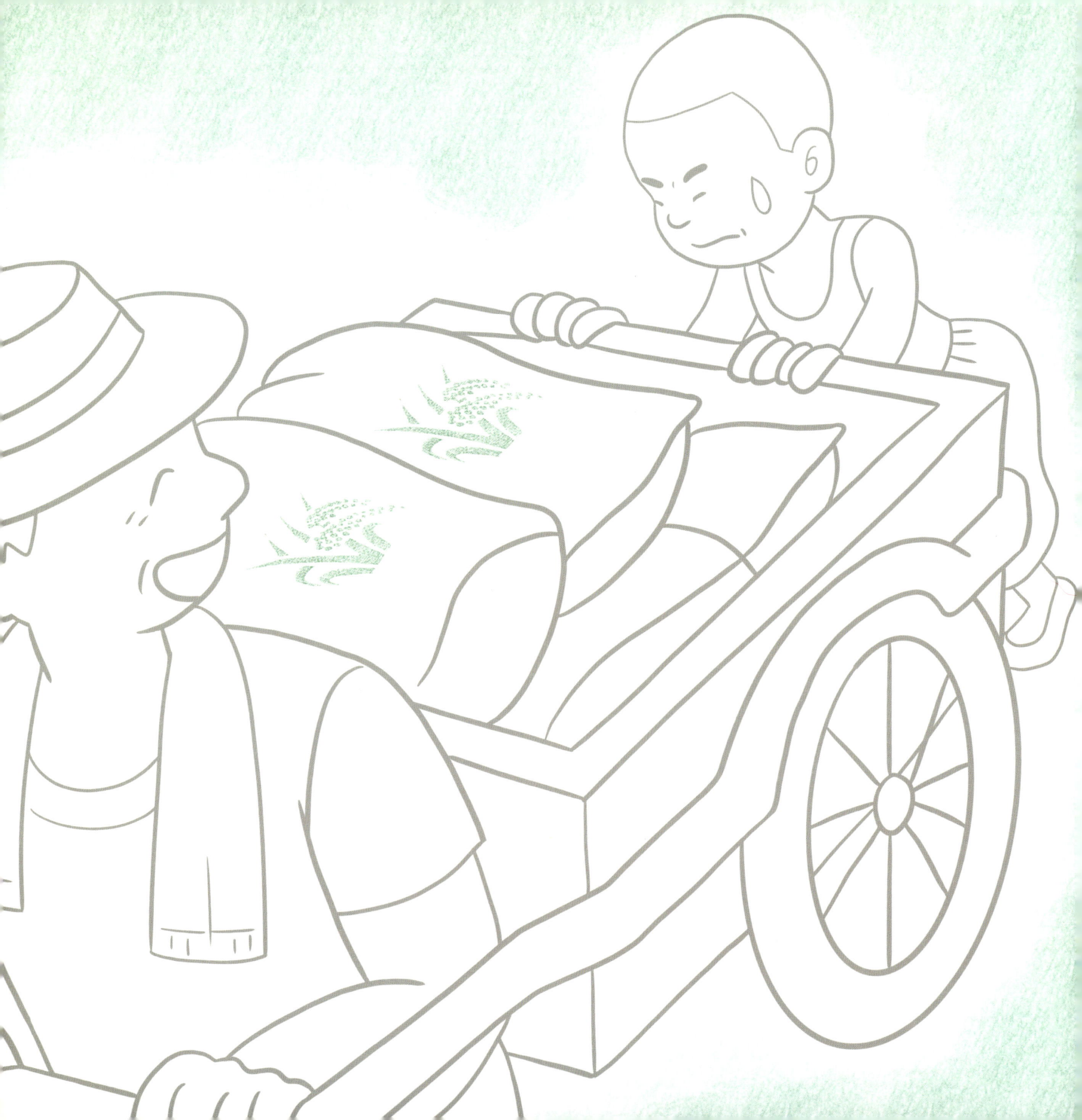

두뇌 건강 놀이

5 스케줄 관리

오늘 날짜 ___월 ___일

하루 일과를 보고 시간과 내용에 맞춰 연결해봅시다.

일과	시계	그림
아침 7시에 일어나요.	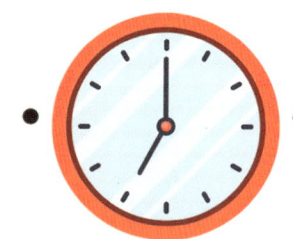	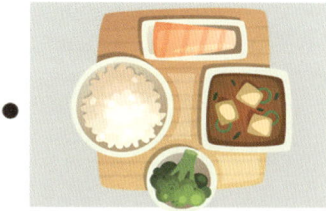
7시 30분에 아침밥을 먹어요.		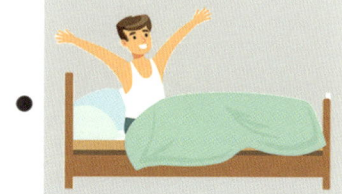
밥 먹고 30분 뒤에 약을 먹어요.		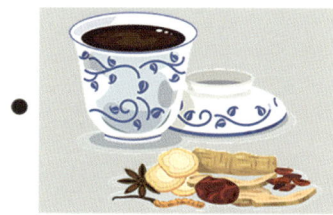
오전 10시에 병원에 가요.		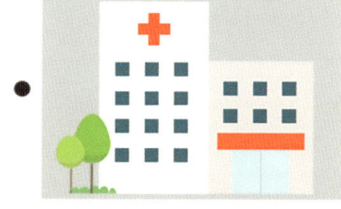
오후 3시에 차를 마셔요.		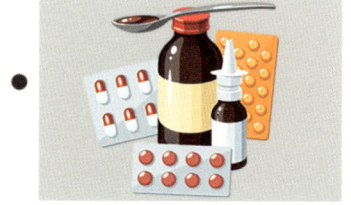

자극 효과
문자 인식
숫자 인식
공간 지각

그리기 연습 5
반쪽 그림 완성하기

점선을 따라 양파의 나머지 부분을 그려보세요.

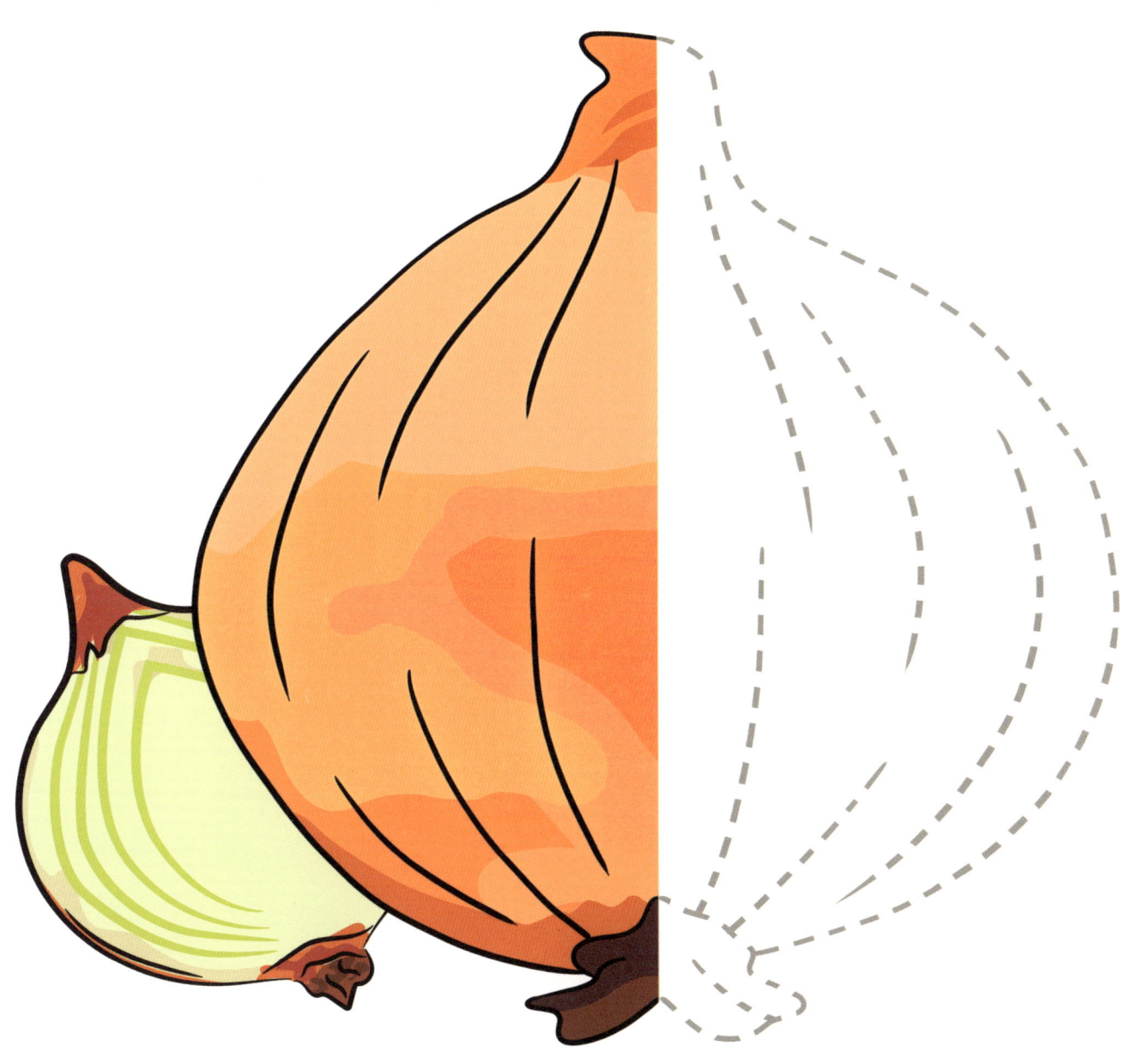

31

5 과일 장수 아저씨네 놀러 갔어요
회상하며 색칠하기

새콤달콤 향긋한 냄새

알록달록 고운 빛깔

왱왱대는 파리 떼가 가장 바쁜 곳

우리 밭엔 없는 포도송이에 군침이 돌아요

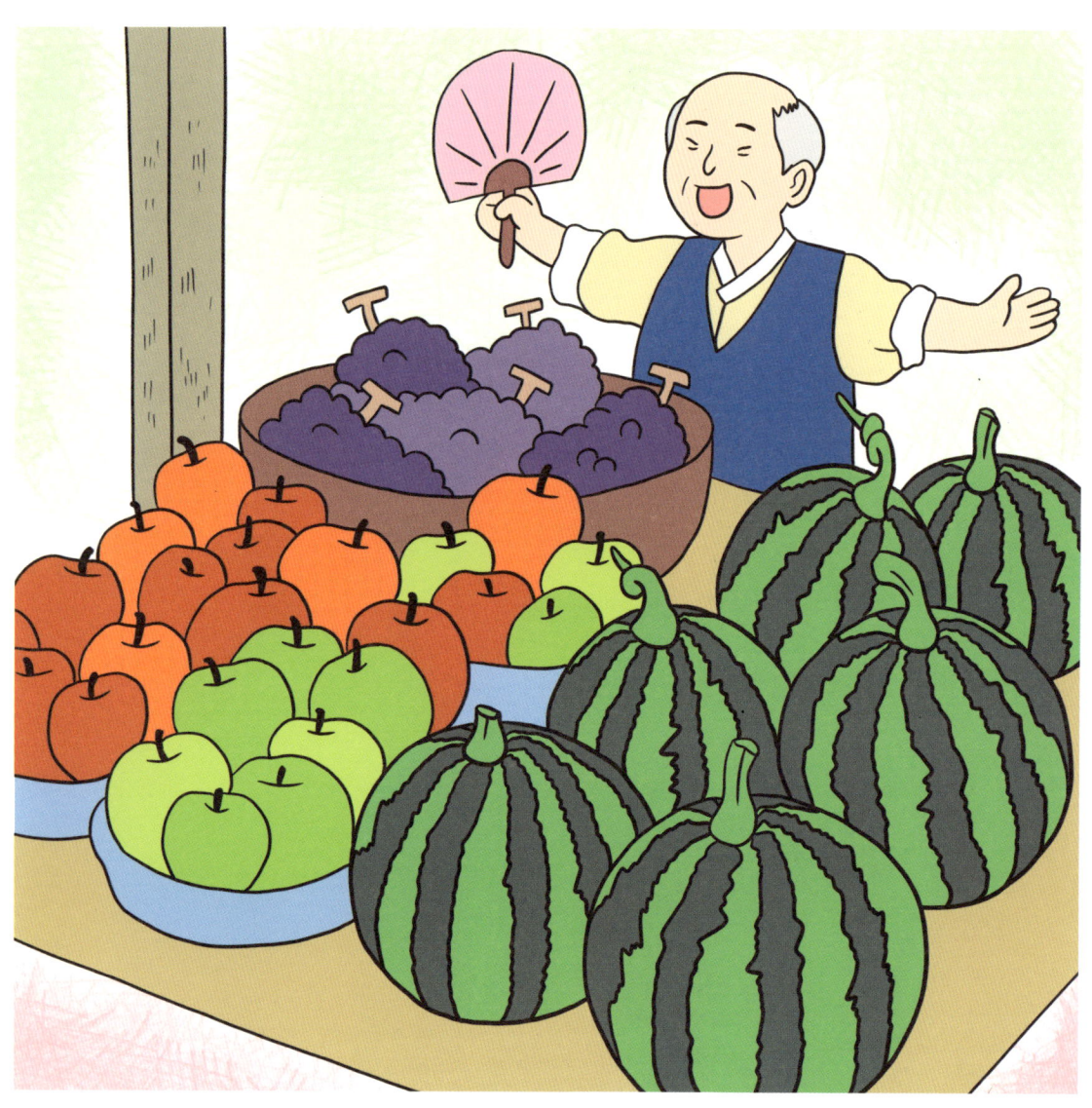

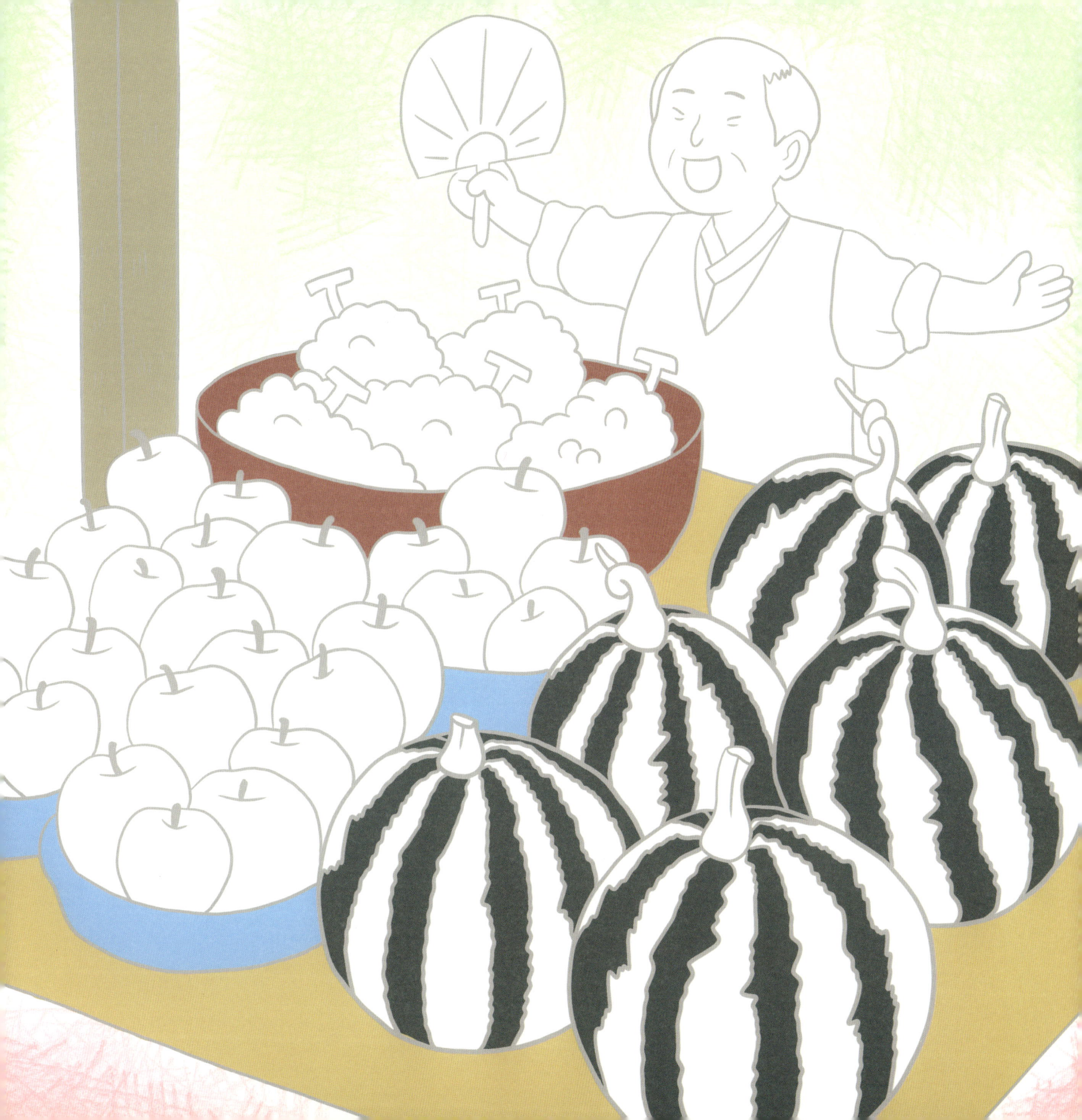

6 두뇌 건강 놀이
단어 찾기

오늘 날짜 ___월 ___일

아래 글자 상자에서 보기 그림의 물건 이름을 찾아보세요.

보기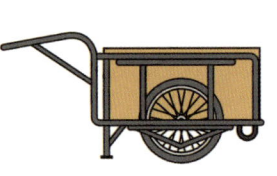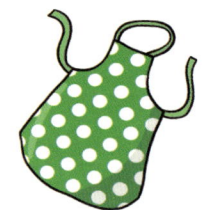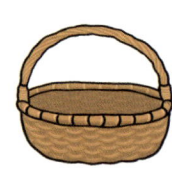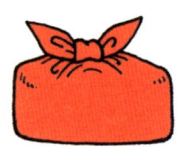

고	해	보	따	리	아
새	미	우	만	알	역
어	바	물	전	원	밤
처	구	돈	앞	치	마
침	니	둑	까	군	이
문	바	리	어	카	홍

자극 효과
문자 인식
공간 지각

그리기 연습 **6**
도형 그림 완성하기

왼쪽 그림을 보고 오른쪽 도형 그림을 완성해보세요.

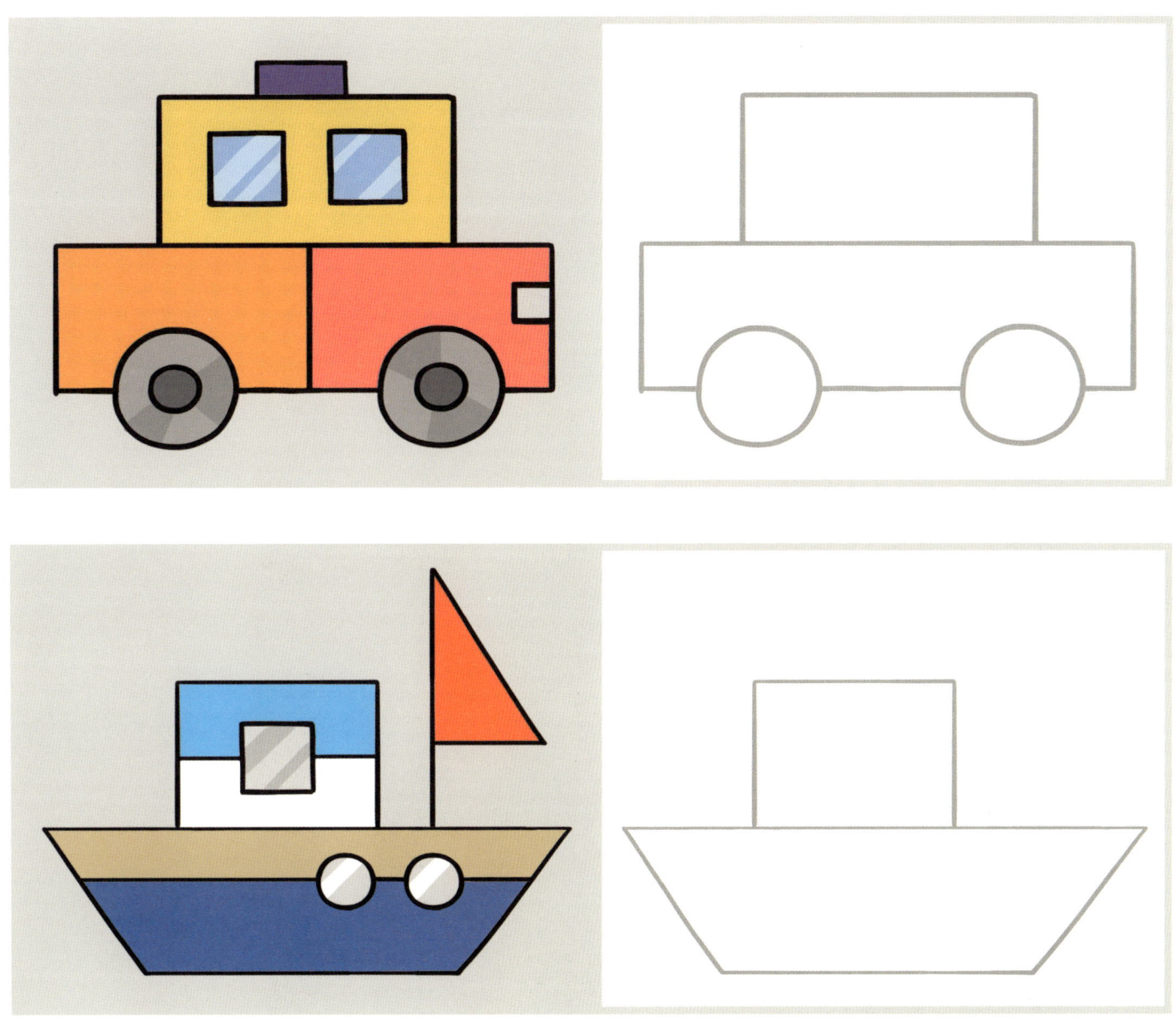

6 회상하며 색칠하기
장터에서 먹는 국밥이 최고예요

뜨끈뜨끈 국밥 한 그릇이면 저녁까지 오케이

세 번째 집 할머니네가 우리 단골집이에요

와글와글 옆자리 손님이 금세 바뀌어요

끝자리 아저씨는 탁주 두 동이째

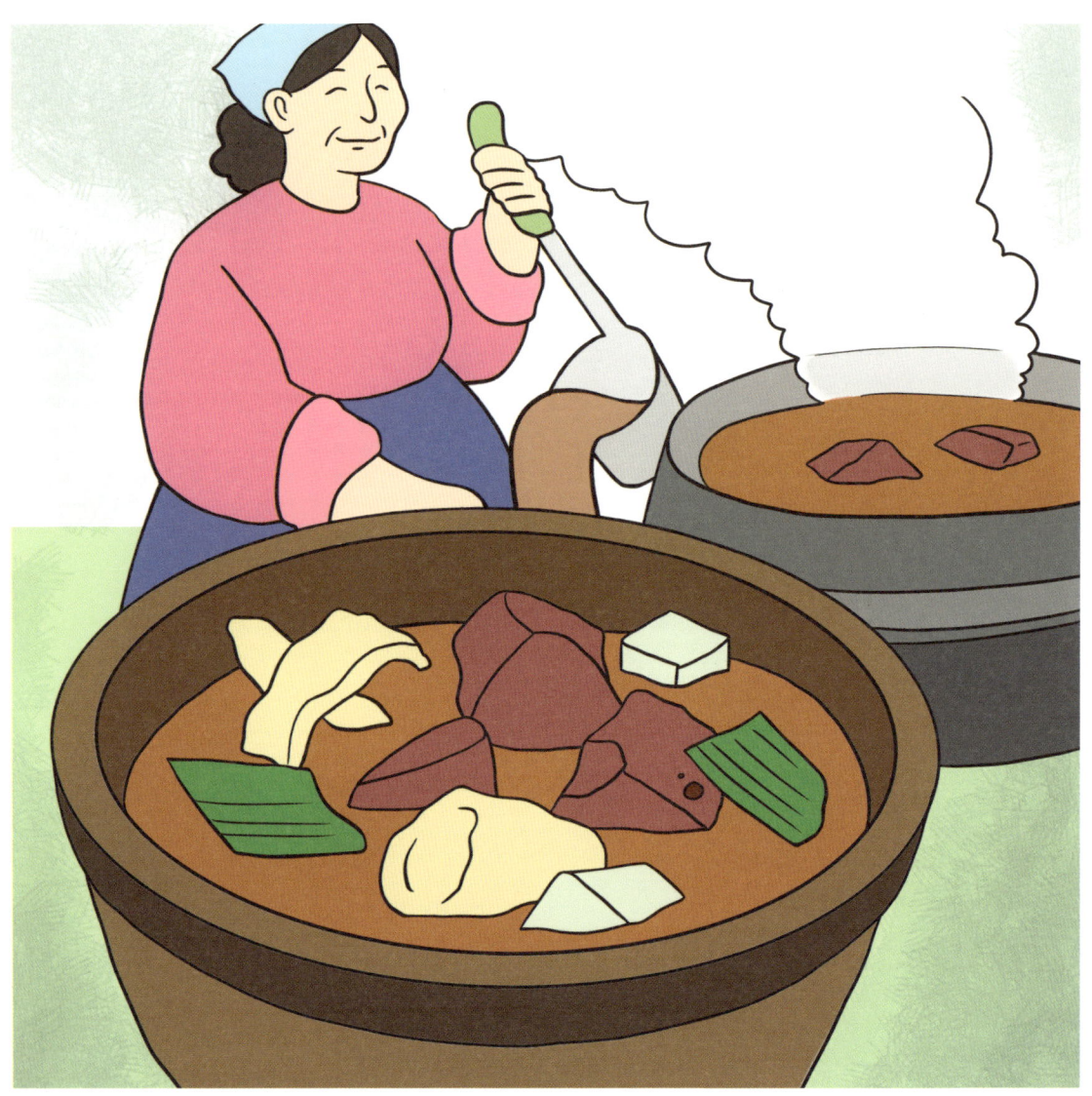

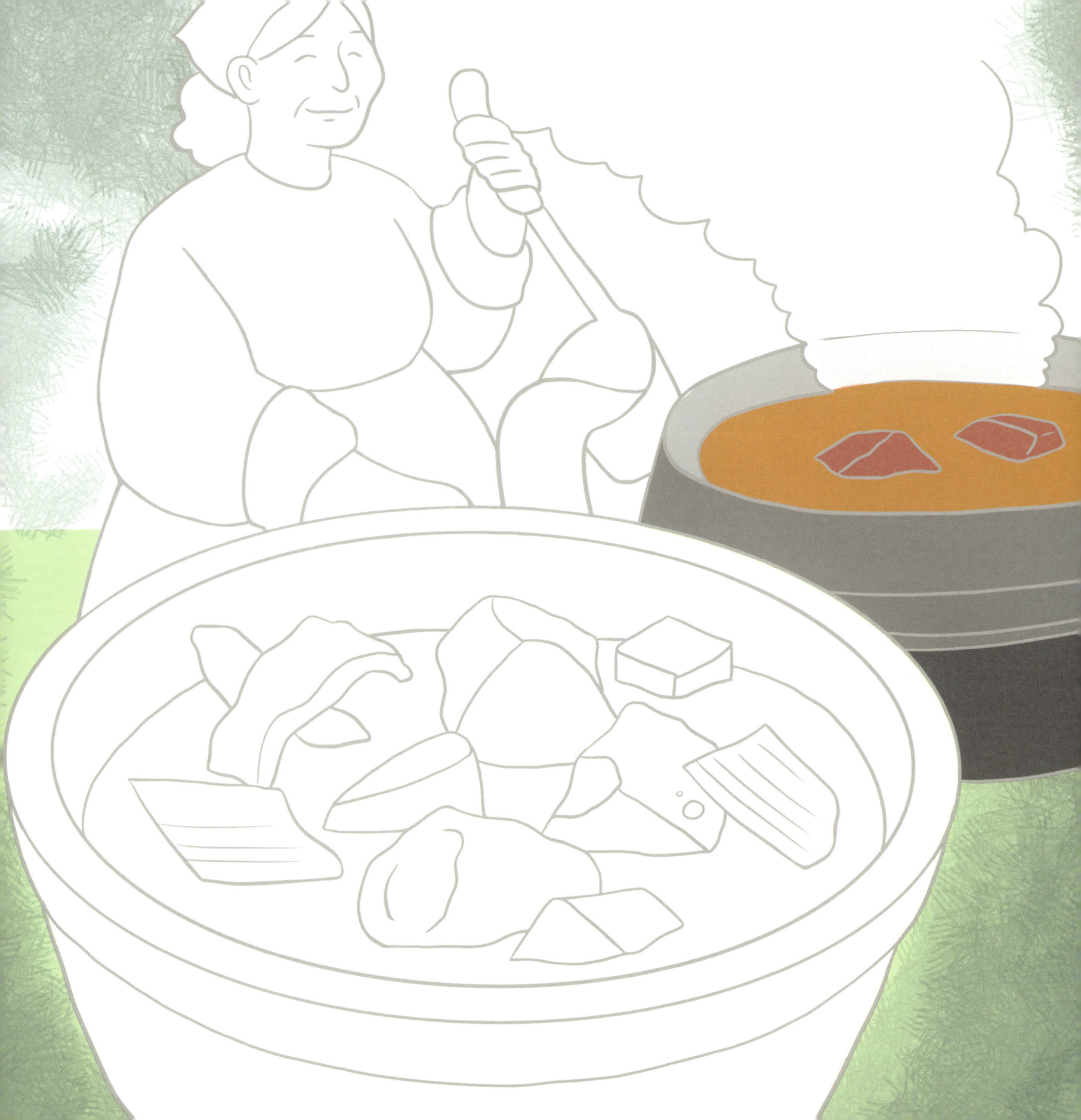

7 두뇌 건강 놀이
돈 계산하기

오늘 날짜 ___월 ___일

장을 봤어요. 모두 얼마를 썼을까요?

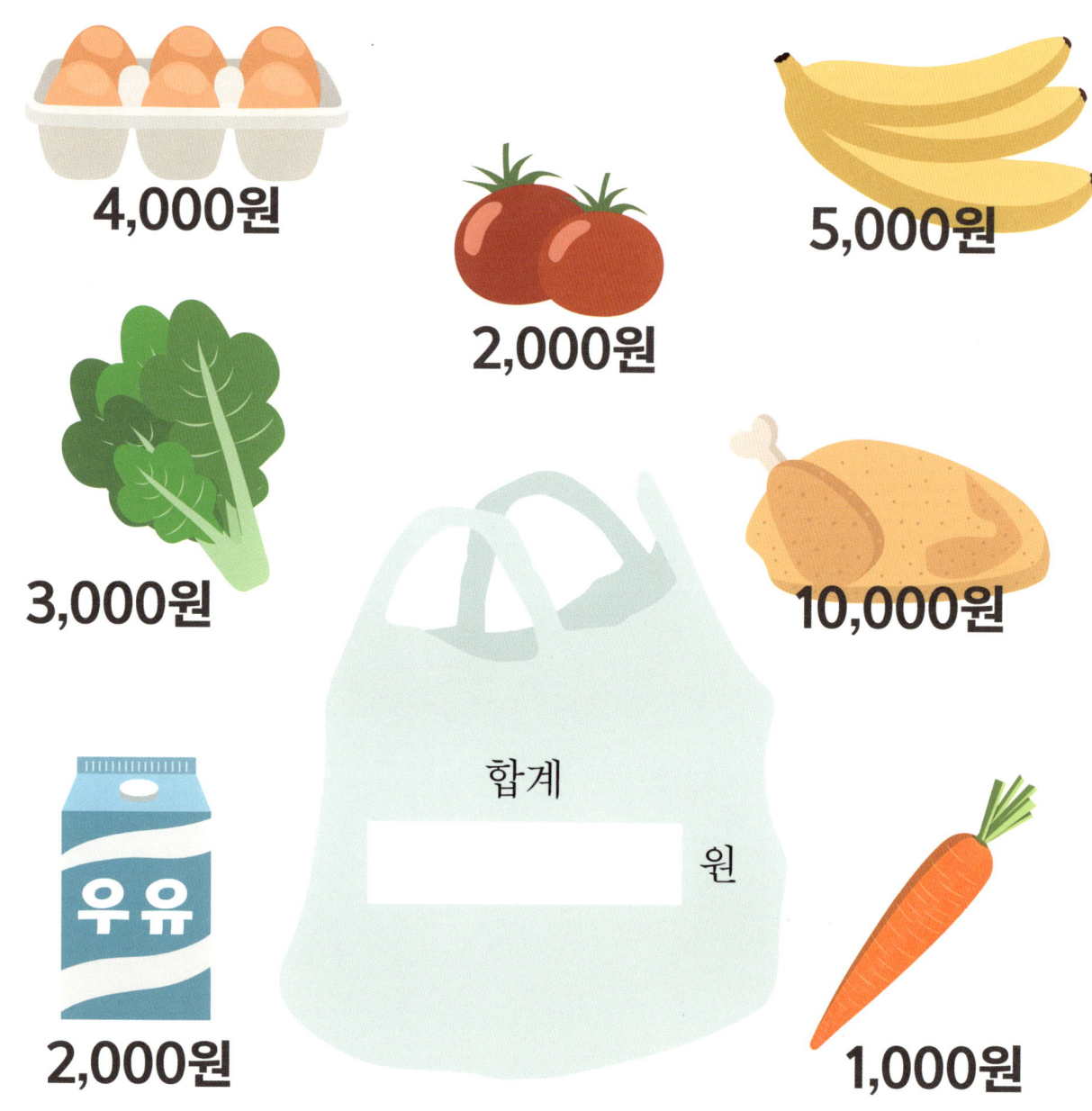

4,000원
2,000원
5,000원
3,000원
10,000원
2,000원
1,000원

합계 _____ 원

자극 효과
숫자 인식
공간 지각

그리기 연습 **7**
숫자 따라 점 잇기

1부터 37까지 점을 이어 그림의 형태를 완성해보세요.

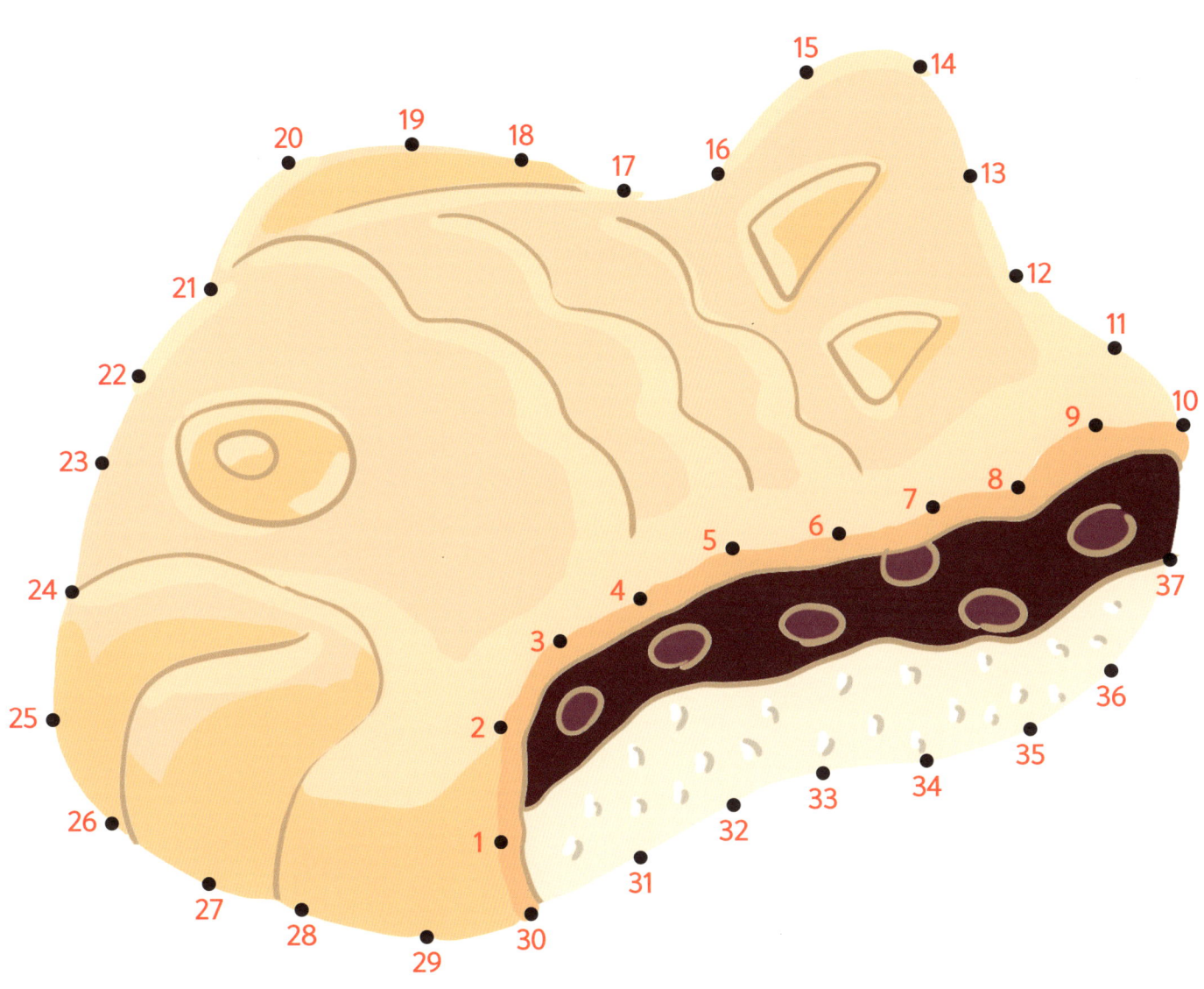

7 맛있는 아이스크림
회상하며 색칠하기

울 엄마 전대에 동전 소리 잘랑잘랑

하드 장수 아저씨가 눈을 찡긋하네요

아아, 근데 어쩜 좋아요!

겨우 한 입 먹은 하드가 개미들 차지가 됐어요

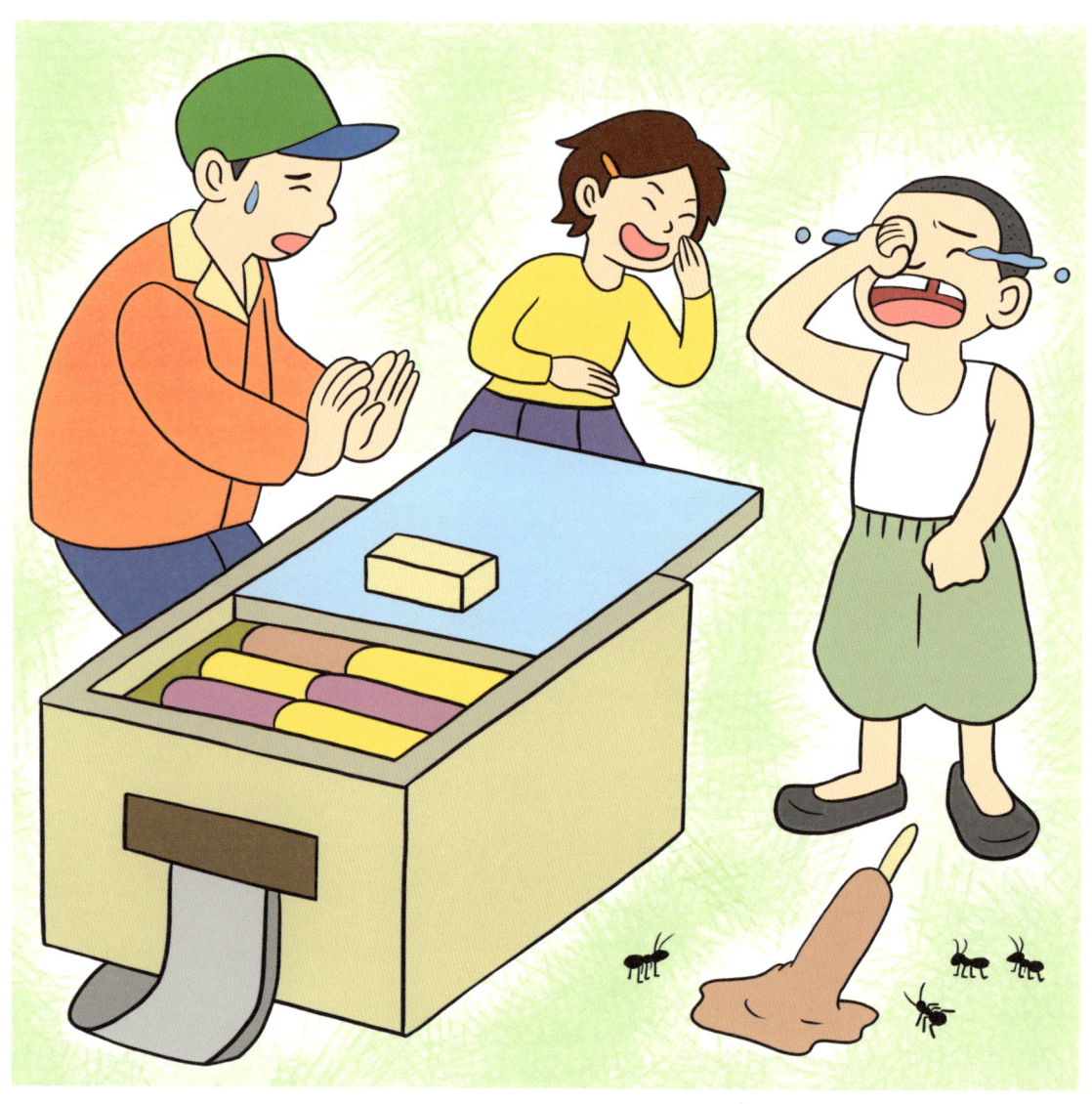

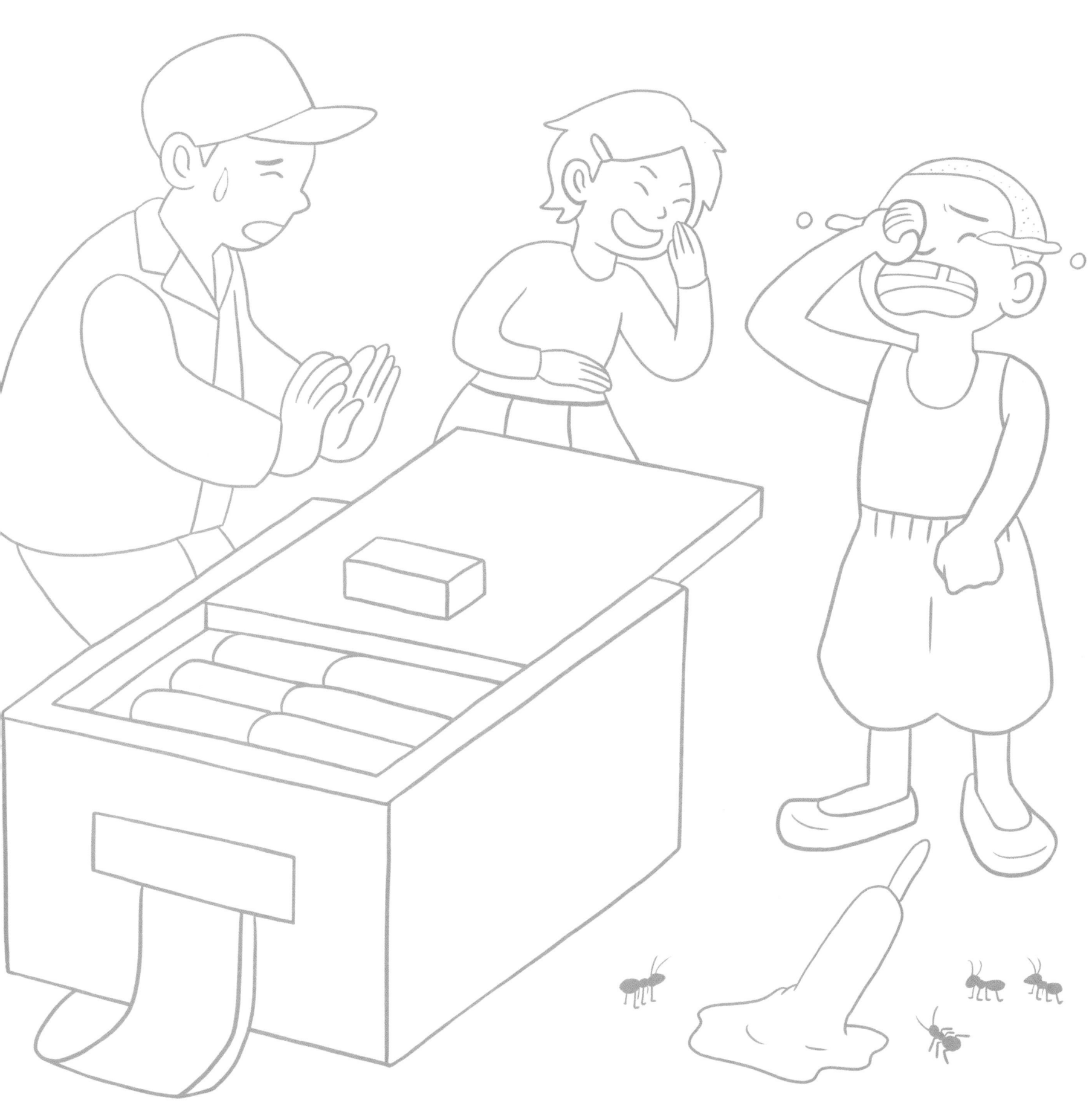

8 두뇌 건강 놀이
단어 찾기

오늘 날짜 ____월 ____일

속담 속 가려진 부분에 들어갈 알맞은 말을 아래 보기에서 찾아보세요.

1 가는 날이 ____ 이다

2 싼 게 ____

3 ____ 도 식후경

4 꿩 먹고 ____ 먹기

보기

쑥떡	한라산	장날	고기
비지떡	도라지	소풍	우물
바둑이	금강산	구슬	알

자극 효과: 문자 인식

그리기 연습 **8**
조각보 색칠하기

보기를 보고 색칠해 조각보를 완성해봅시다.

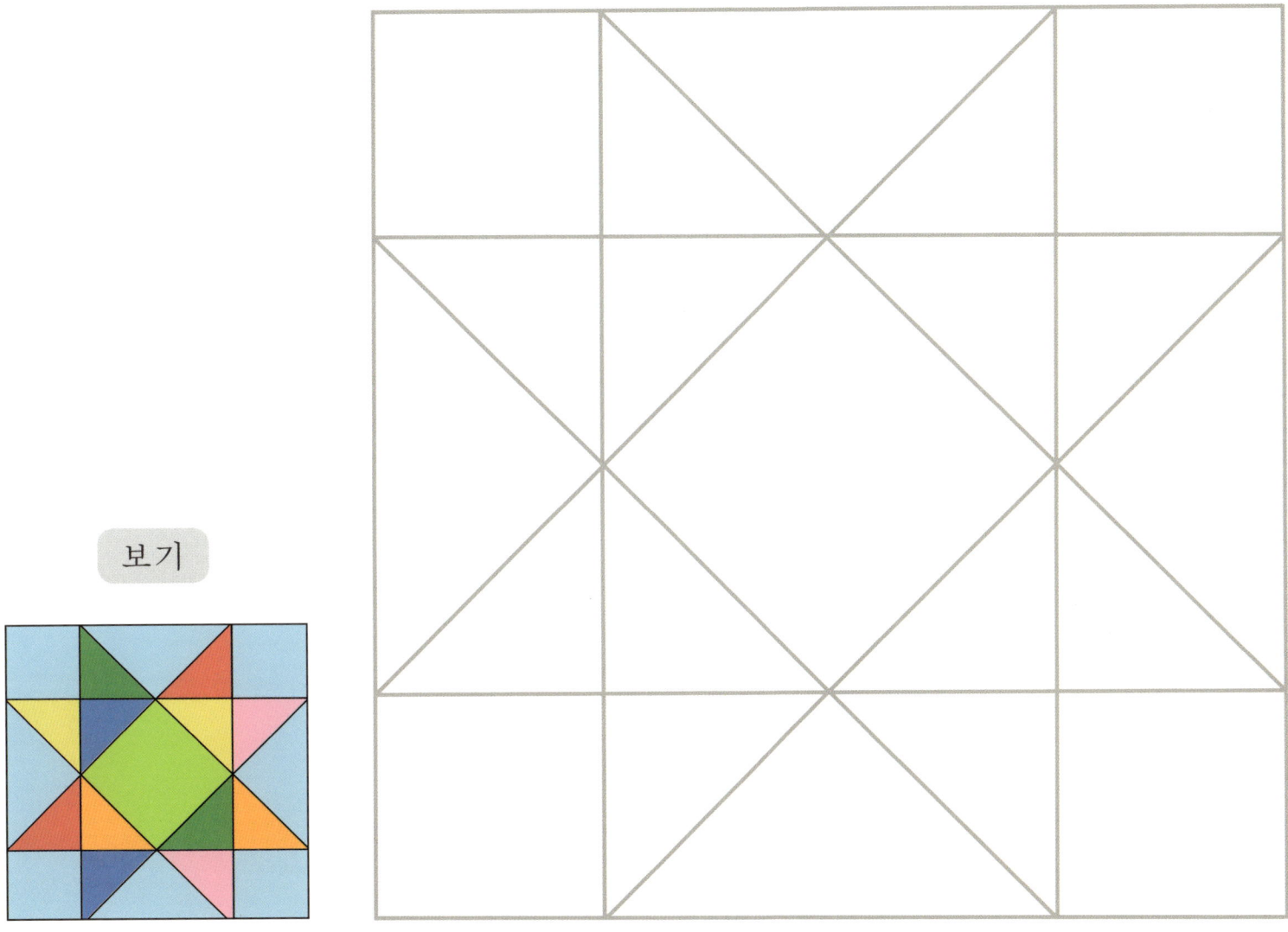

보기

43

8. 회상하며 색칠하기
각설이 구경을 빠뜨릴 수 없지요

얼씨구나절씨구나 각설이 장타령

빠뜨릴 수 없는 장날의 구경거리

누더기에 깡통이라도 만날 웃는 각설이

오늘도 너나없이 신이 나서 덩실덩실

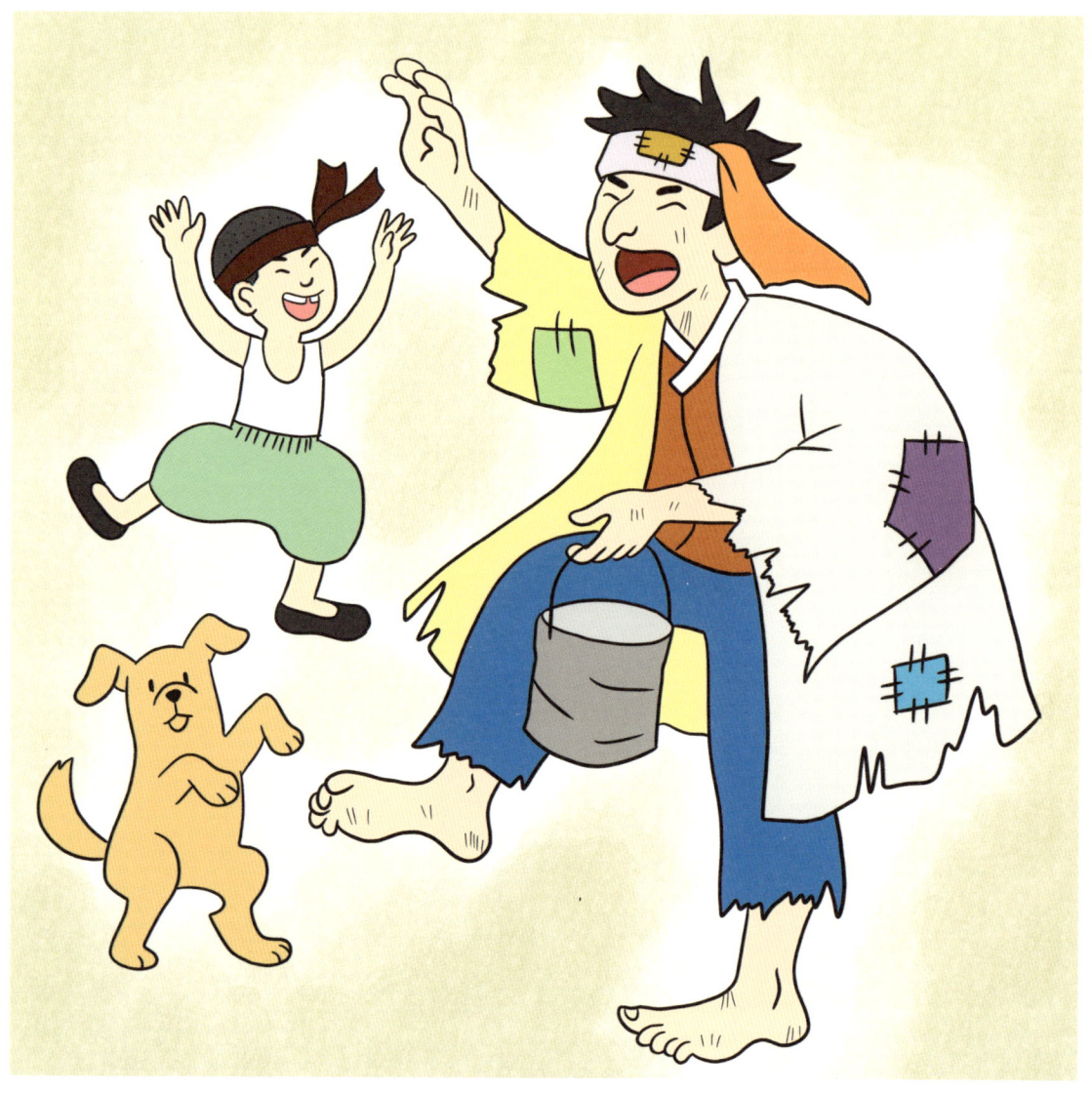

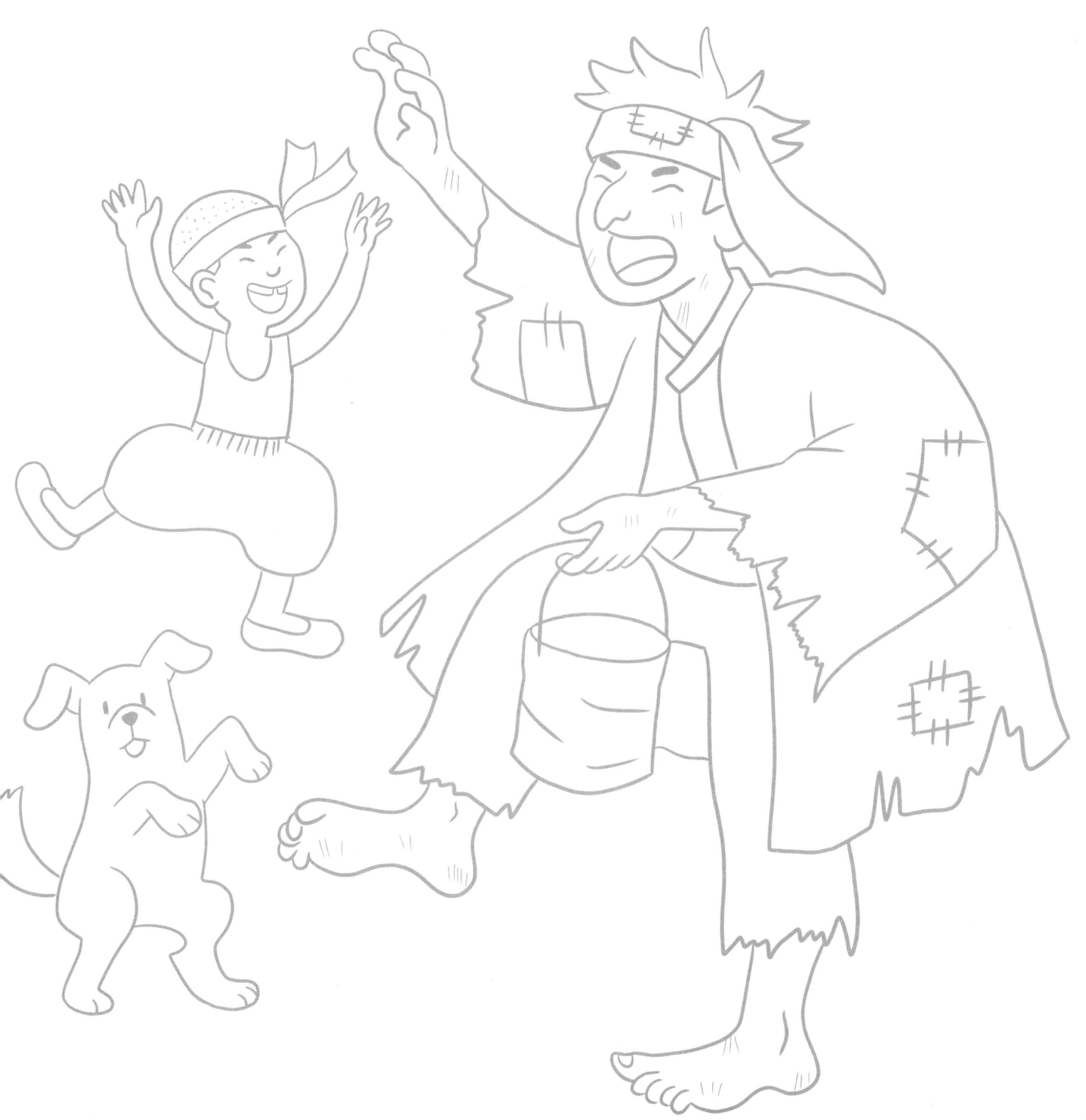

9 두뇌 건강 놀이
순서 맞히기

오늘 날짜 ___월 ___일

순서에 따라 빈칸에 들어갈 그림을 보기에서 골라보세요.

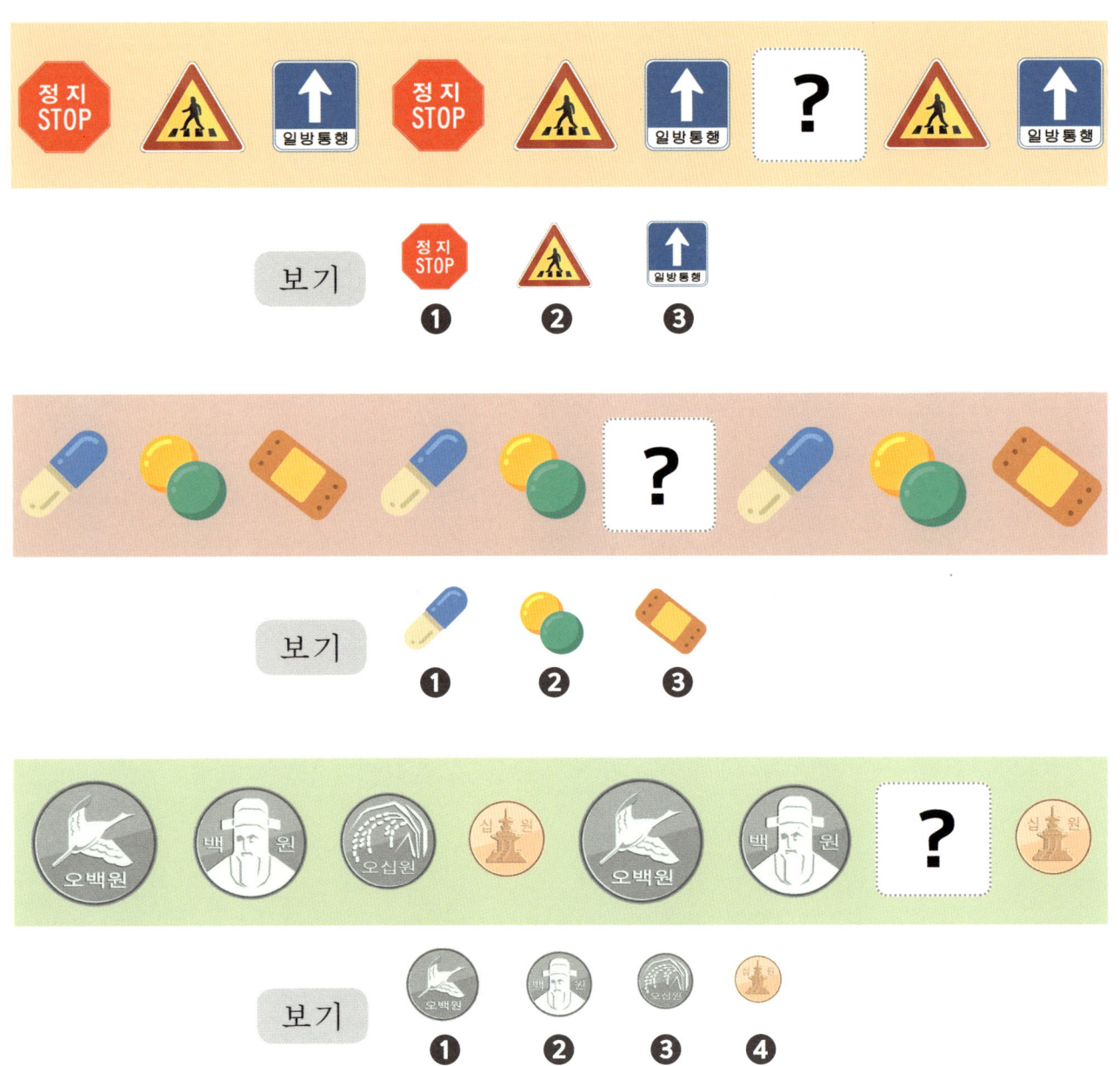

자극 효과
공간 지각

그리기 연습 9
그림 속 빈칸 색칠하기

보기를 보고 빈칸에 들어갈 형태를 짐작해 도넛 그림을 색칠해보세요.

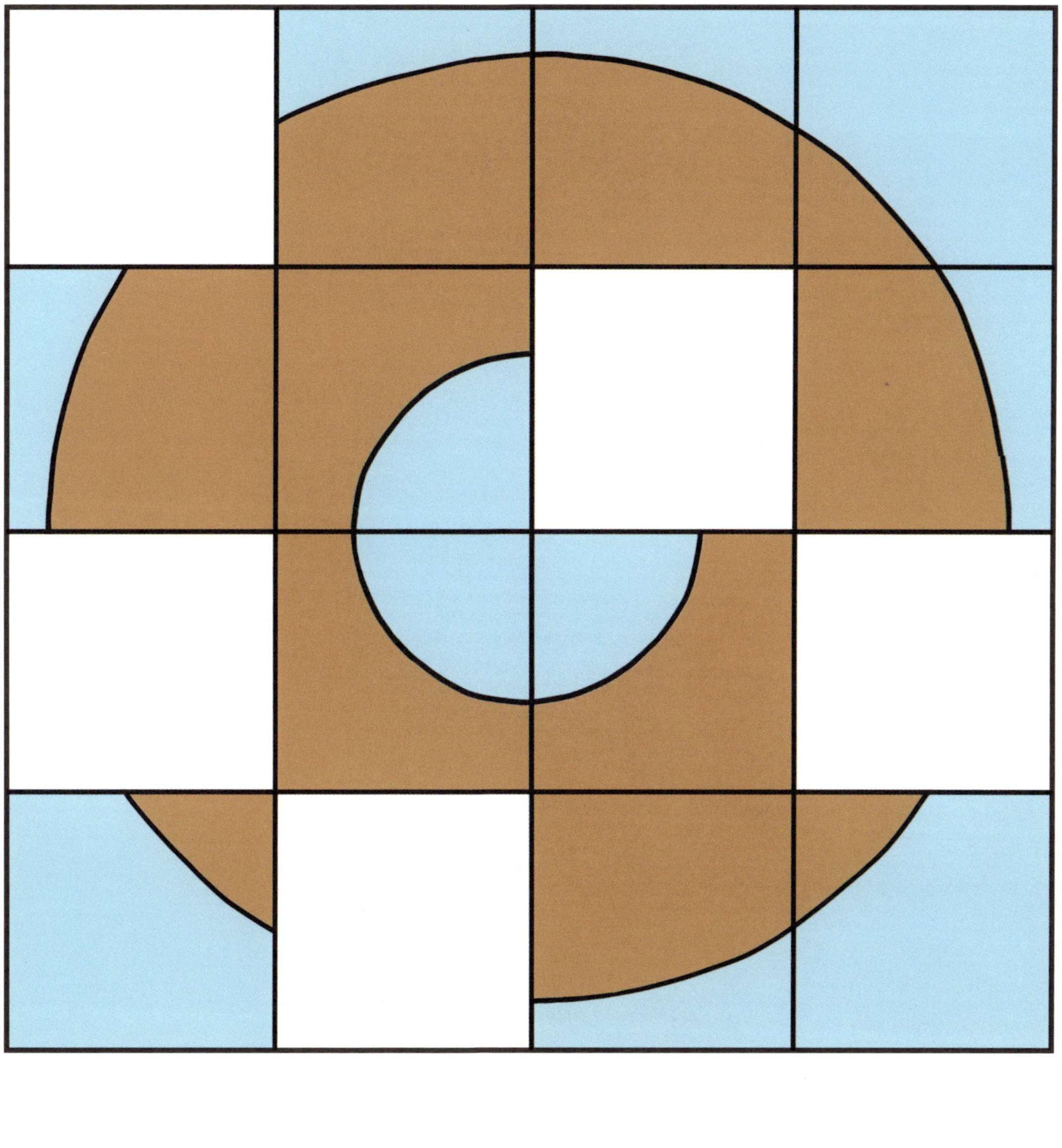

보기

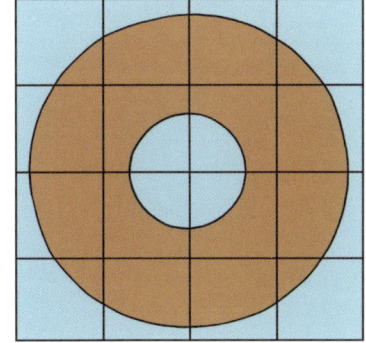

9 회상하며 색칠하기
언제나 반가운 뻥튀기 할아버지

할아버지 "뻥이요"에 얼른 귀를 막아요

하나, 둘, 셋, 펴엉!

뭉게뭉게 흰 김과 함께 고소한 냄새

쌀 한 바가지로 부자가 된 것 같아요

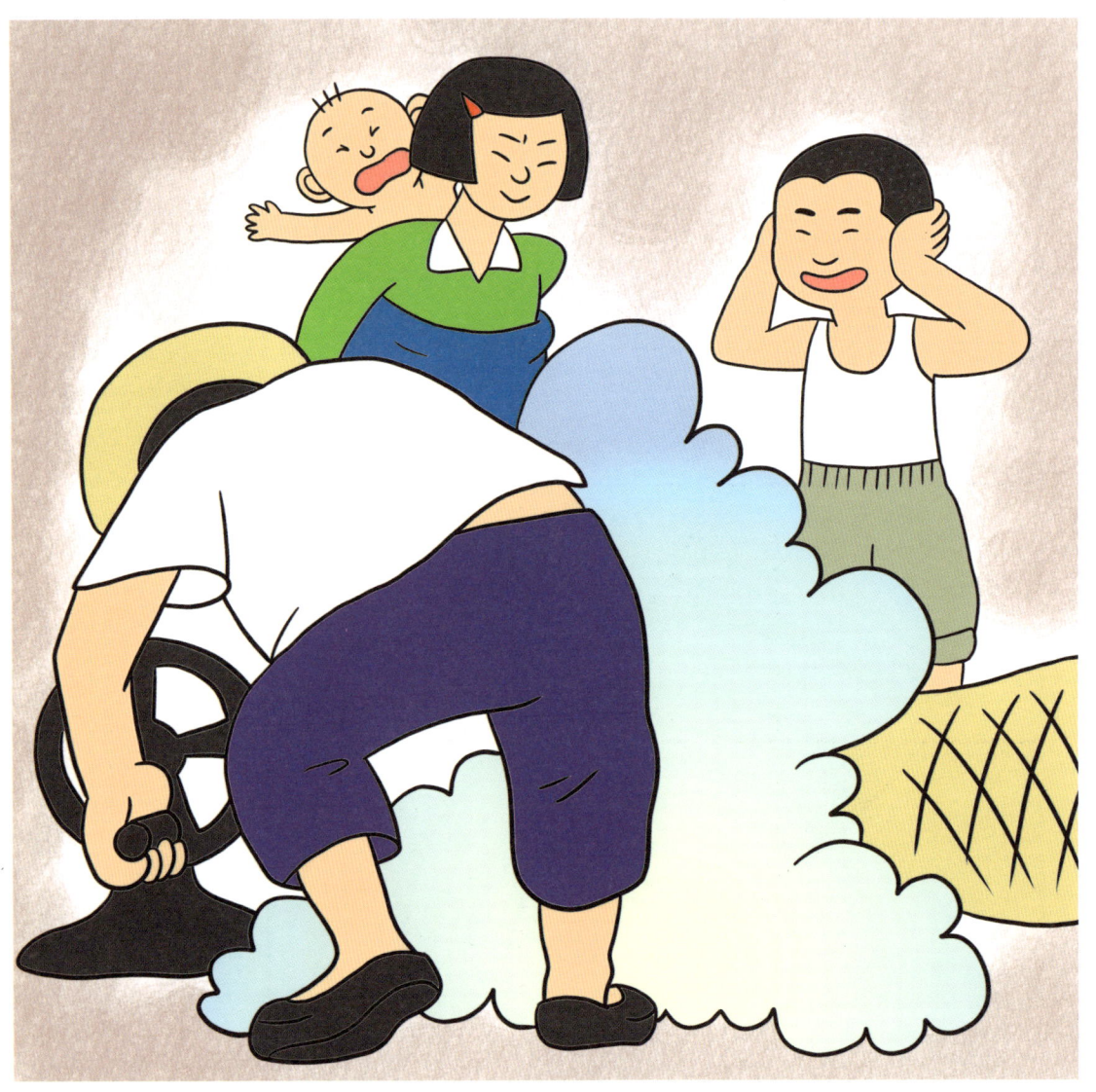

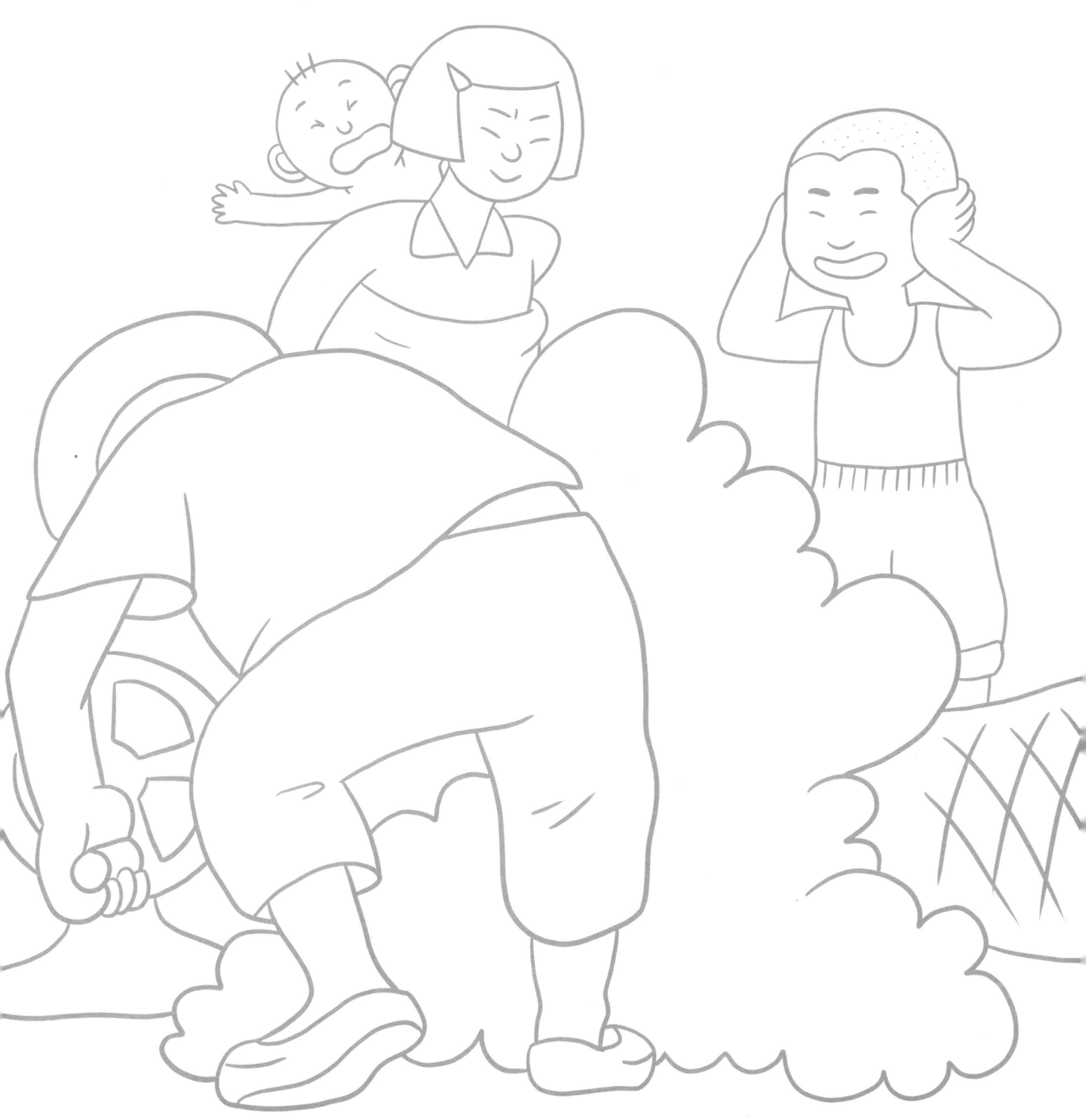

10 물건 고르기

두뇌 건강 놀이

오늘 날짜 ___월 ___일

필요한 물건을 사러 갑니다. 장바구니를 보고 들어갈 물건을 골라주세요.

| 장바구니 | 두부 | 막걸리 | 고무장갑 | 휴지 | 치약 |

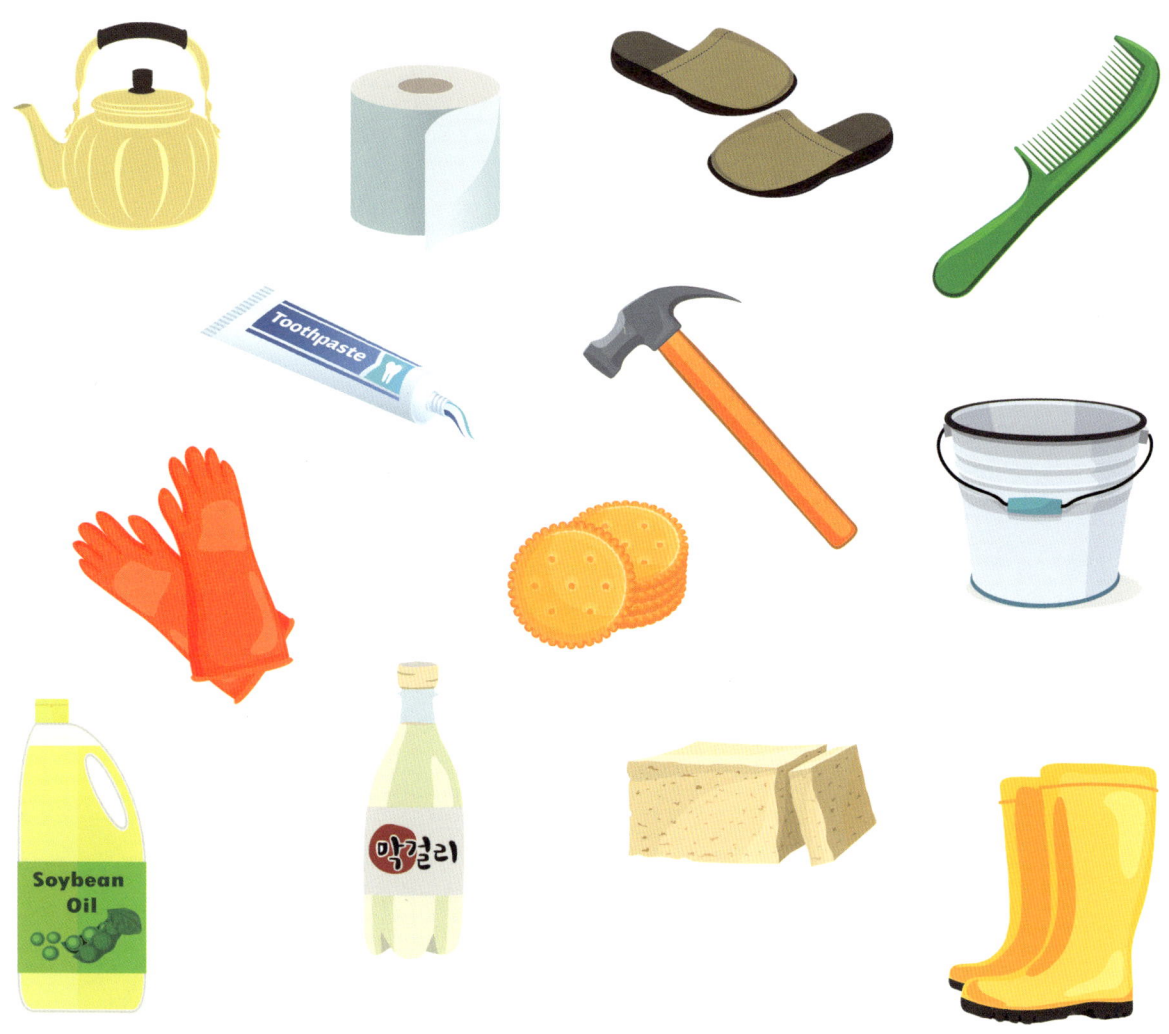

자극 효과
문자 인식
공간 지각

그리기 연습
색깔 맞춰 칠하기 10

숫자에 맞춰 보기에 지정된 색으로 색칠해보세요.

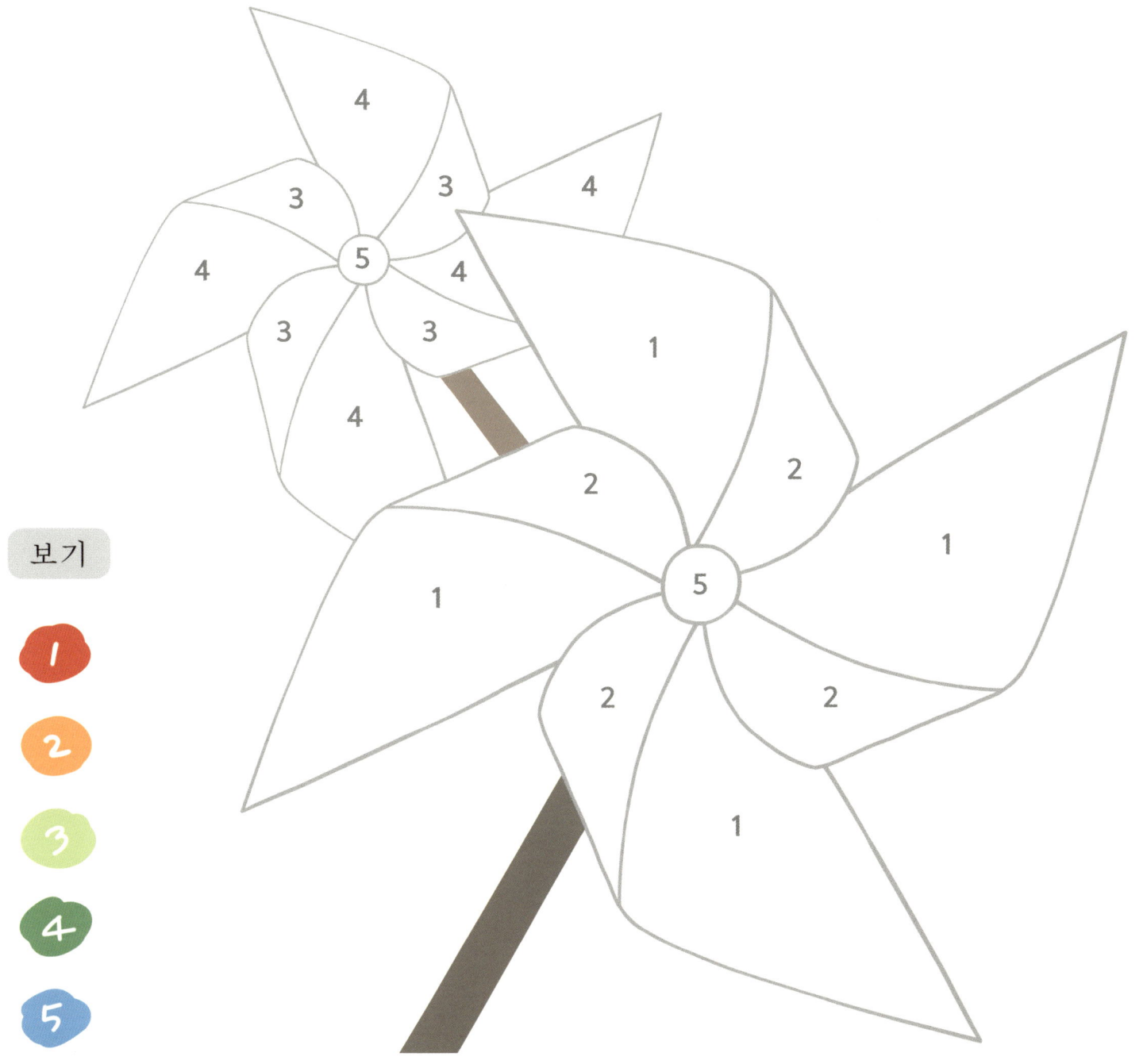

10 입에서 사르르 달콤한 솜사탕

회상하며 색칠하기

내 얼굴보다 큰 분홍색 솜사탕

입에 넣으면 거짓말처럼 사르르

조르고 또 졸라야 손에 쥐는

구름 같은 솜사탕

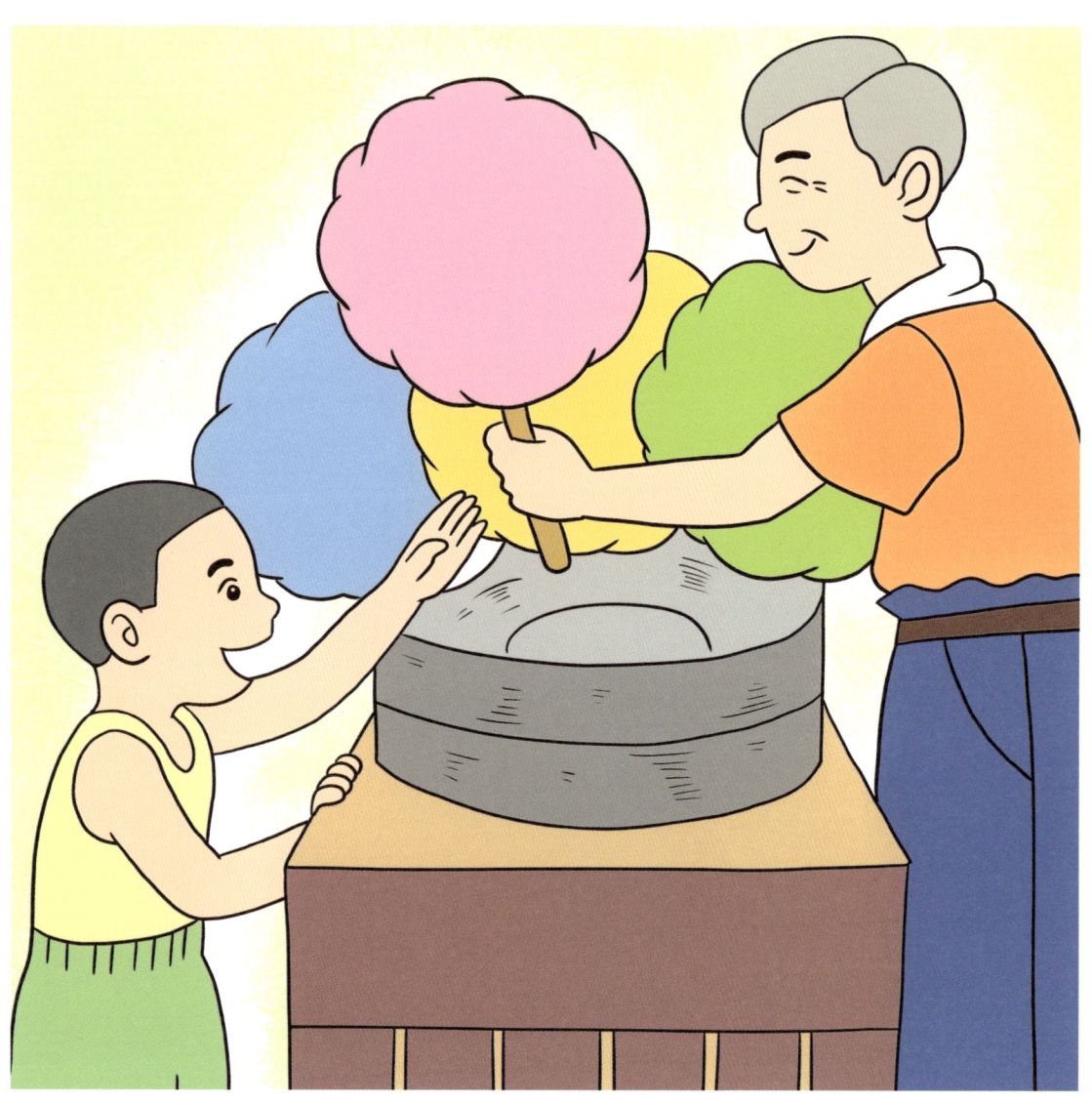

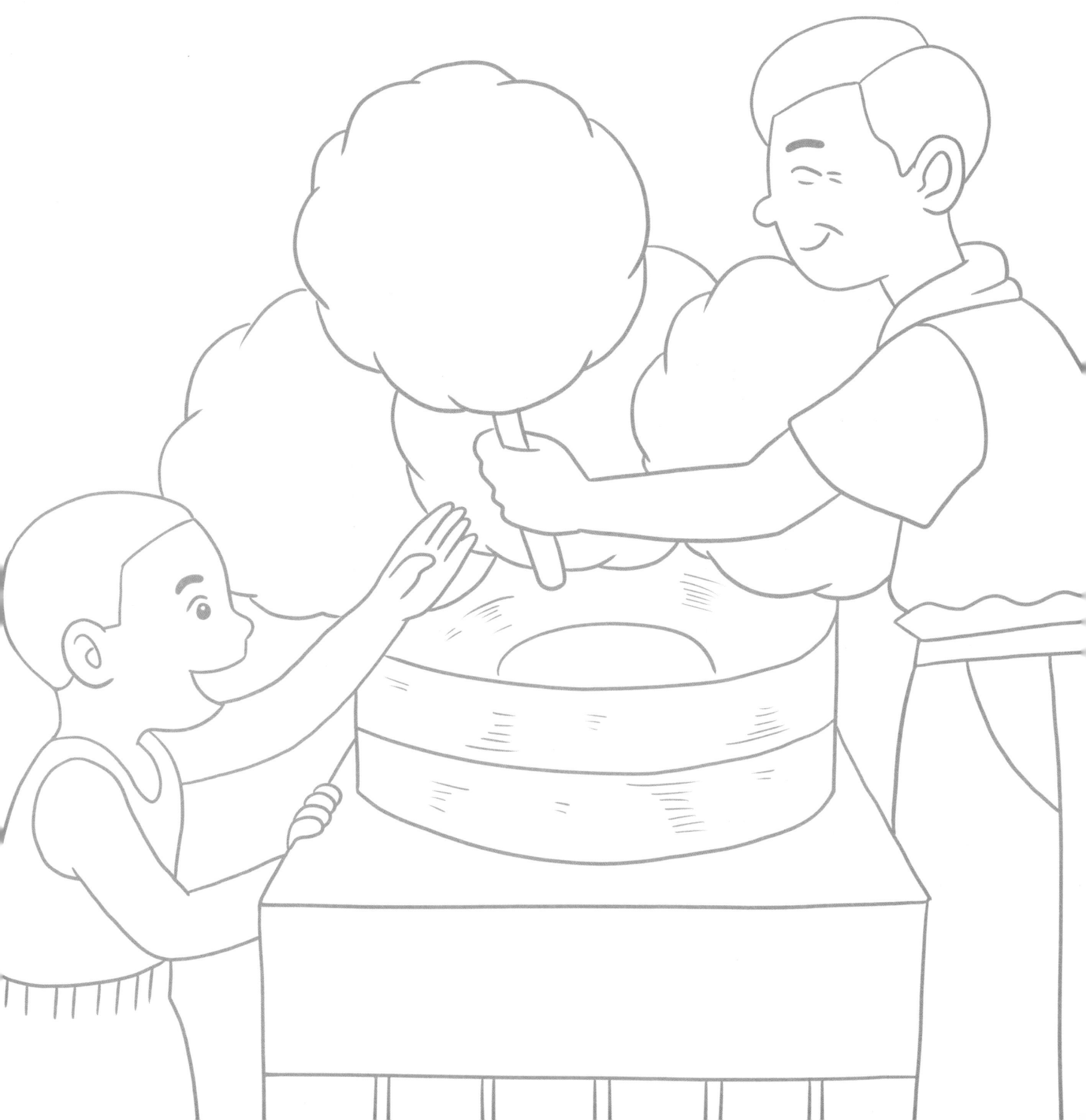

11 두뇌 건강 놀이
여러 가지 모양 찾기

오늘 날짜 ____월 ____일

동그라미, 별, 세모, 네모를 보기에 맞춰 색칠하고 개수를 세어주세요.

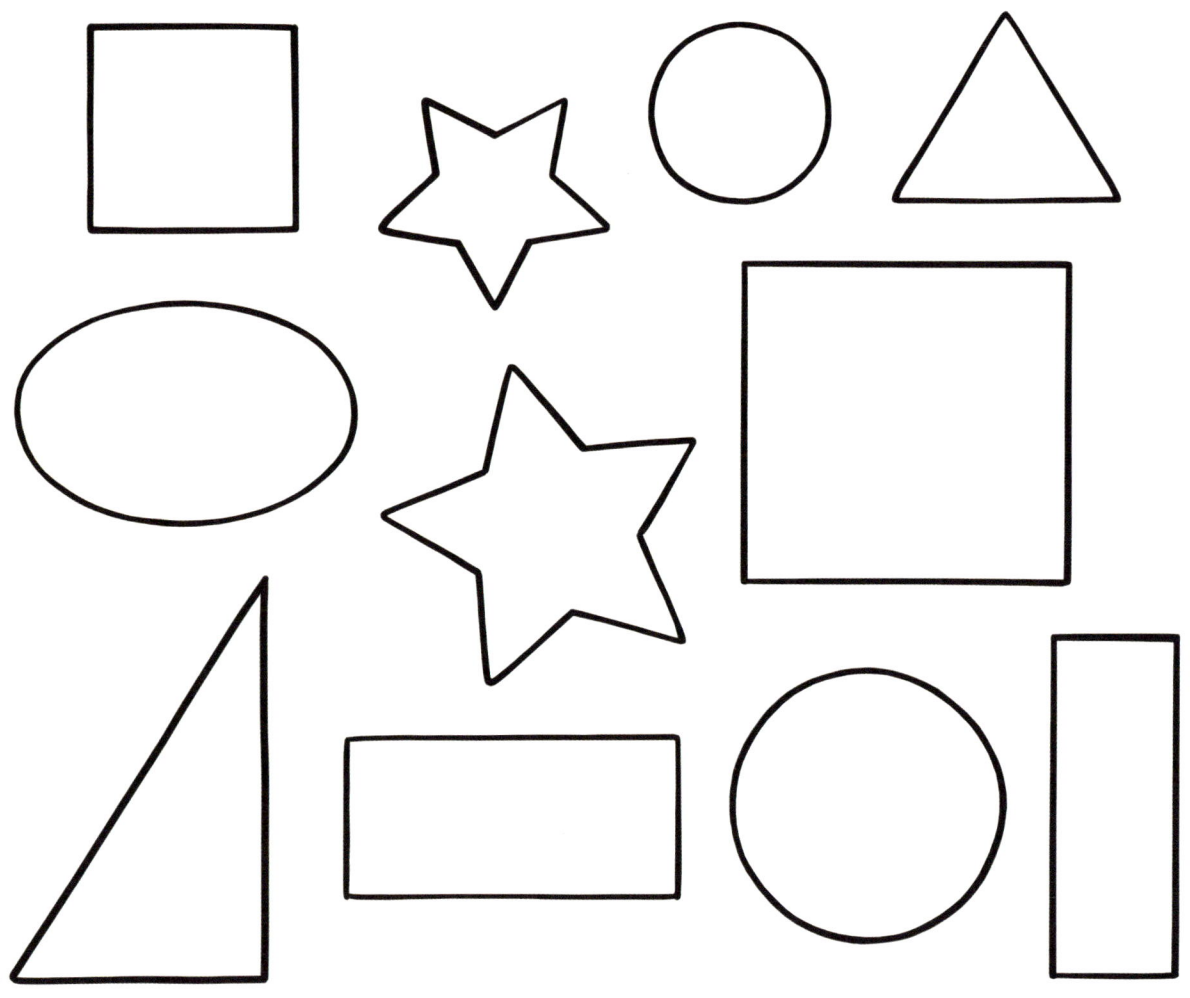

| 동그라미 | 빨강 ____ 개 | 별 | 노랑 ____ 개 |
| 세모 | 파랑 ____ 개 | 네모 | 주황 ____ 개 |

자극 효과
문자 인식
숫자 인식
공간 지각
색깔 인식

그리기 연습 11
반쪽 그림 완성하기

오른쪽 티셔츠 그림을 보고 빈칸의 절반을 완성해보세요.

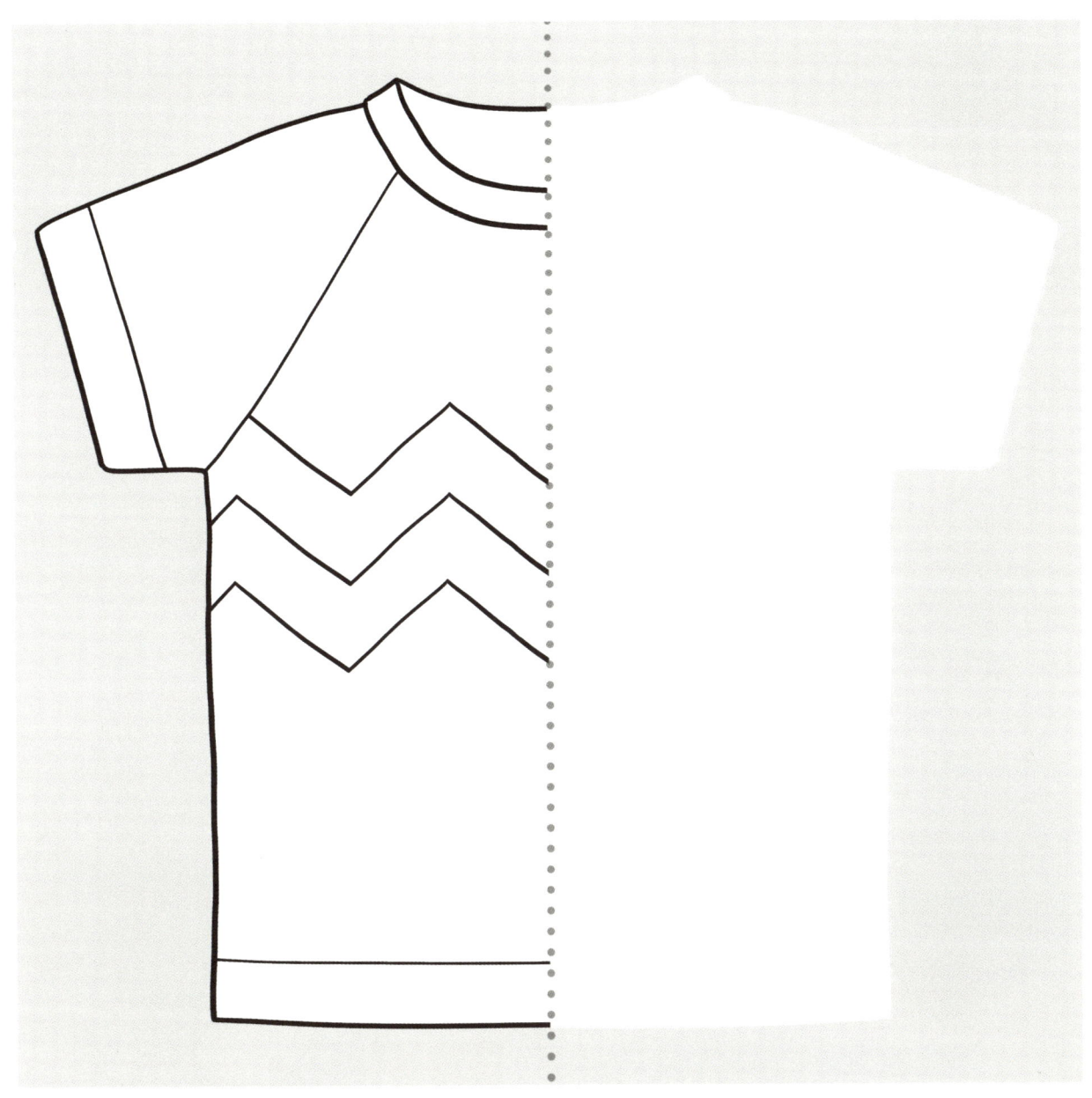

11 새 옷이 생겼어요
회상하며 색칠하기

길목 옷 가게에서 가장 예쁜 티셔츠

형이 입던 옷 말고 나만의 새 티셔츠

울 어머니 내 맵시에 달님처럼 웃으시네요

새 옷 뽐내던 짝꿍이 부럽지 않아요

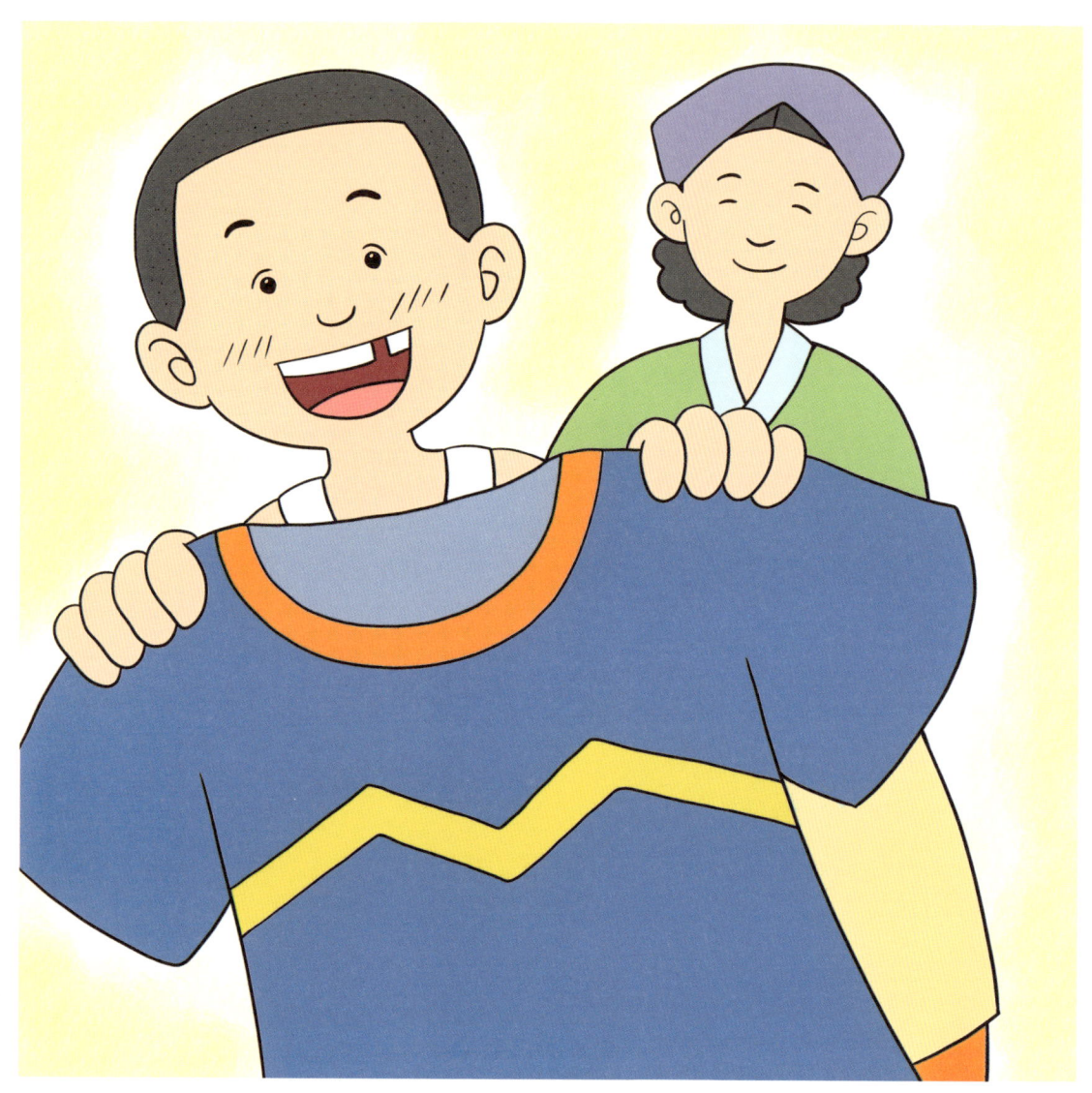

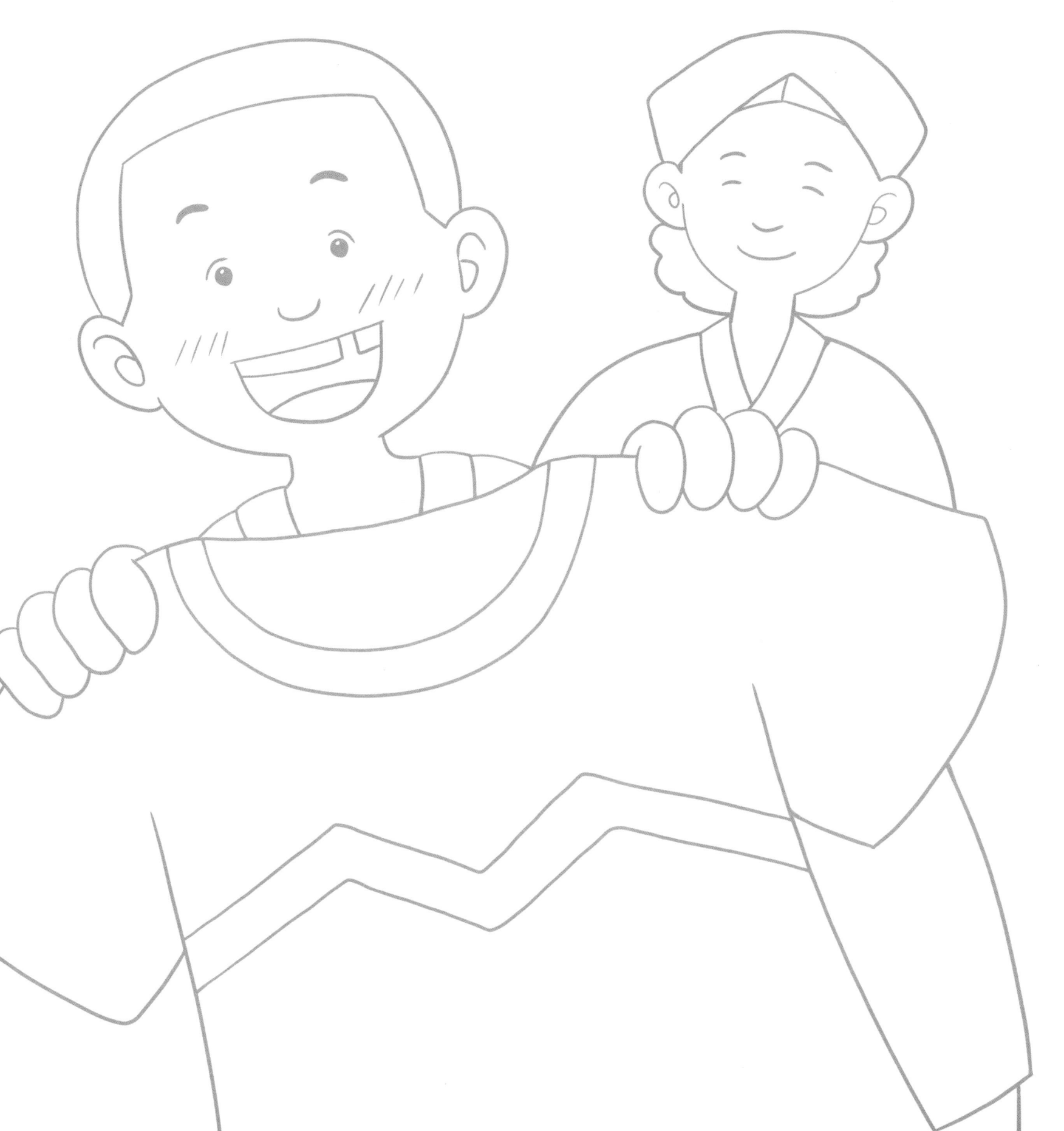

두뇌 건강 놀이
12 미로 찾기

오늘 날짜 ____월 ____일

알찬 하루를 보내고 집으로 갑니다. 어느 길로 가야 할까요?

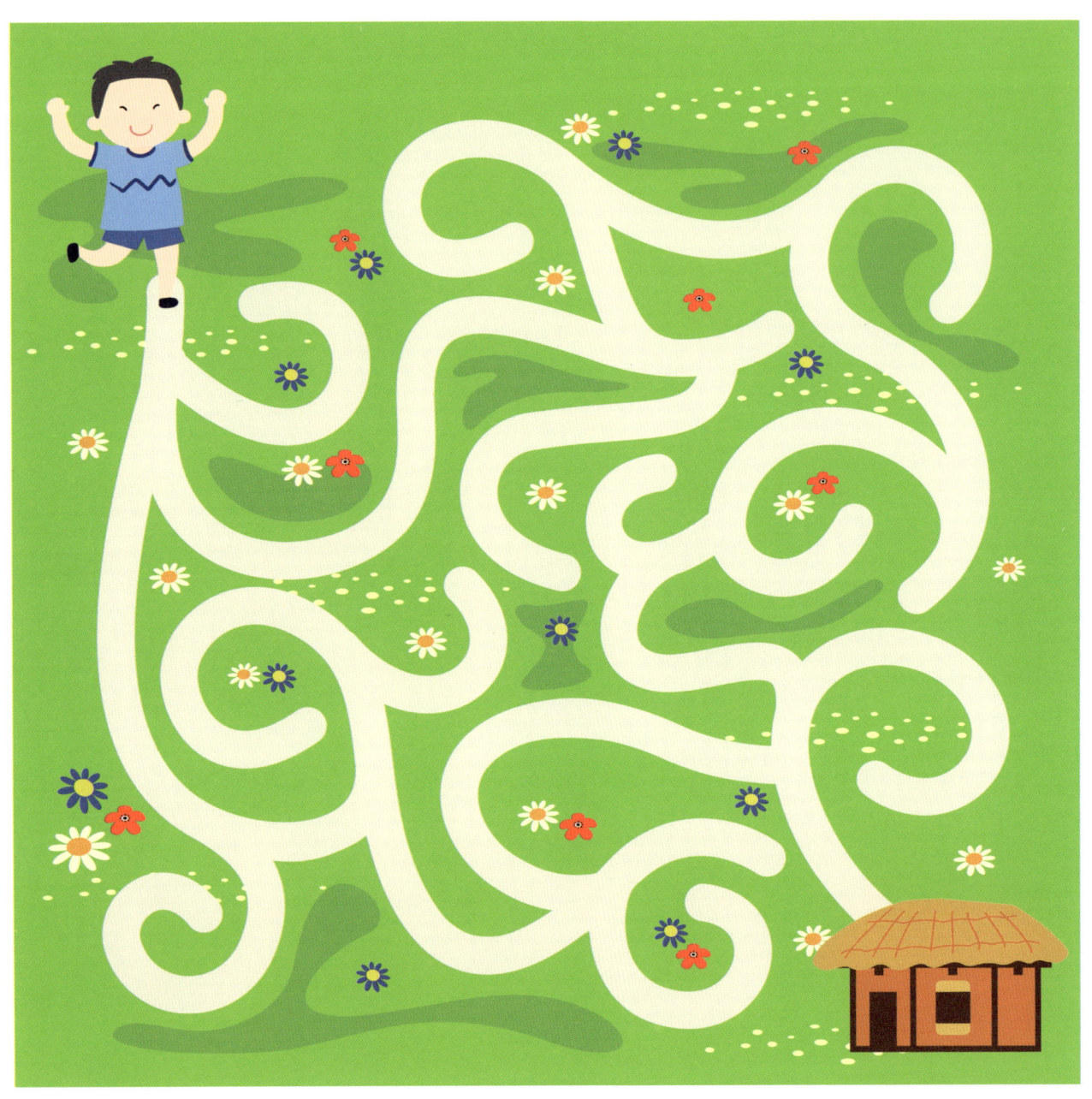

자극 효과
공간 지각

그리기 연습 12

만다라 색칠하기

자유롭게 마음껏 색칠해보세요. 나만의 꽃으로 다시 태어납니다.

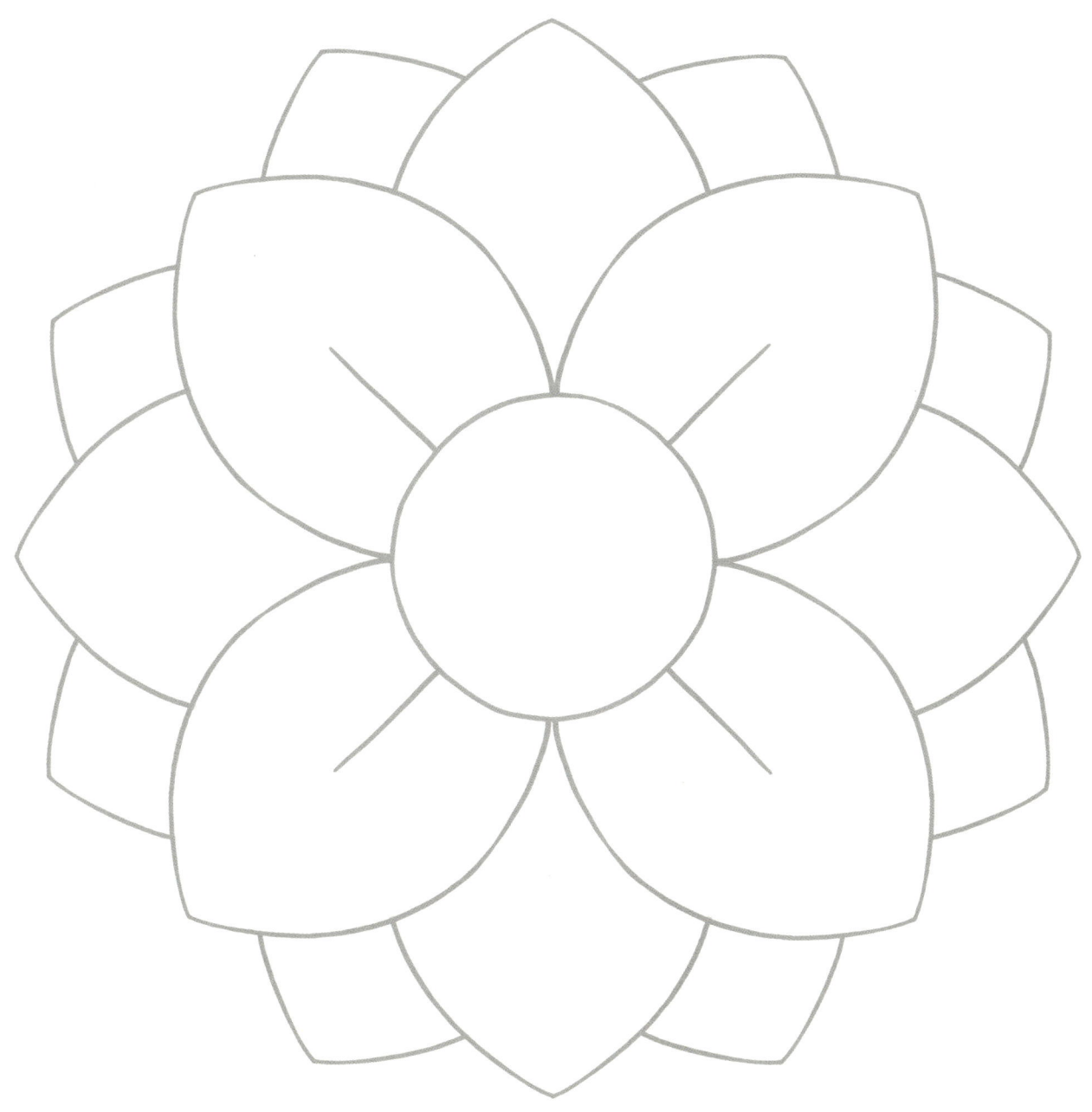

12 집으로 돌아오는 길
회상하며 색칠하기

광주리는 가뿐하고

어머니 전대는 두둑하고

귀갓길 보따리엔 찬거리가 한가득

다음 장날에도 꼭 따라갈래요

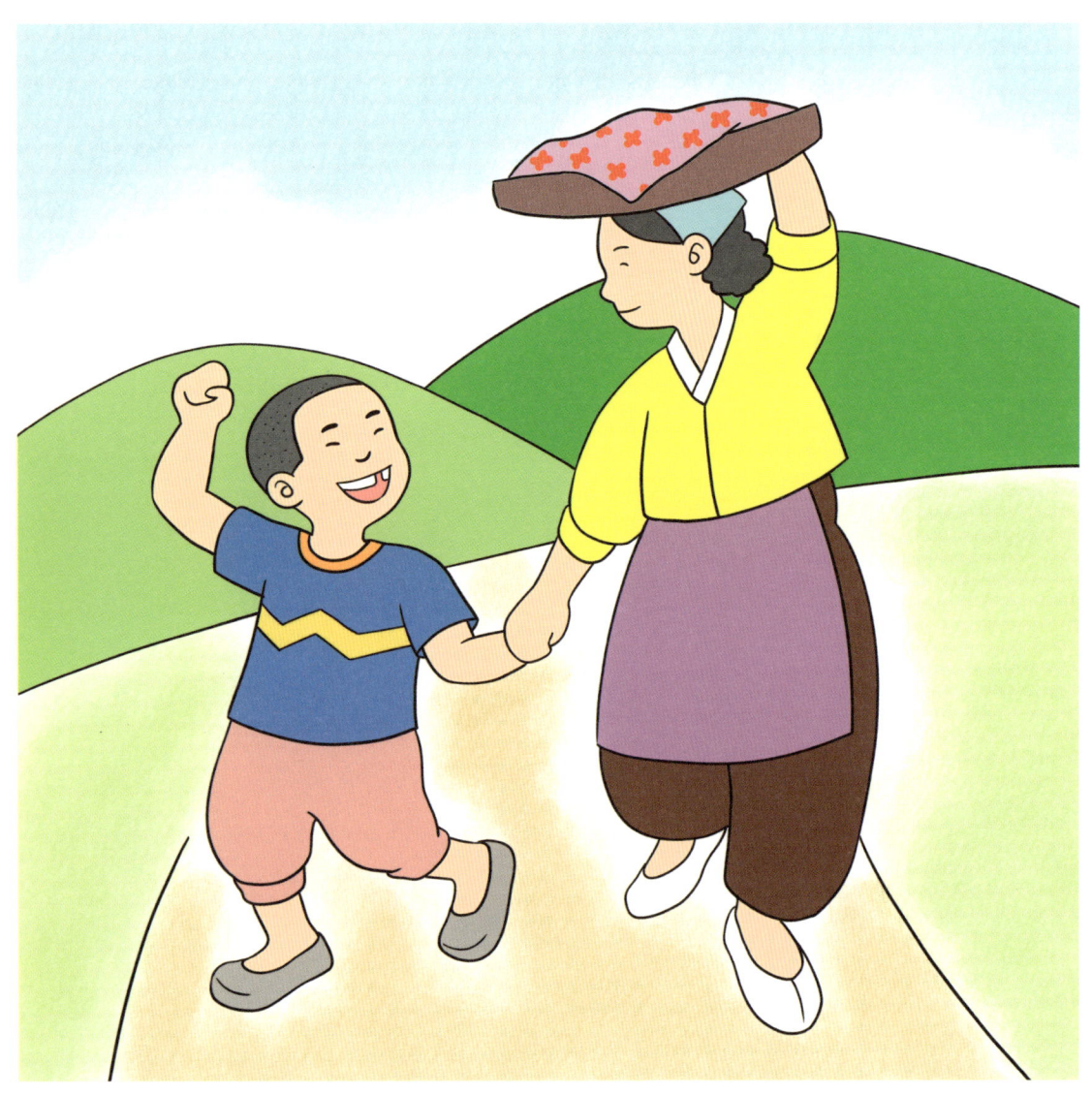

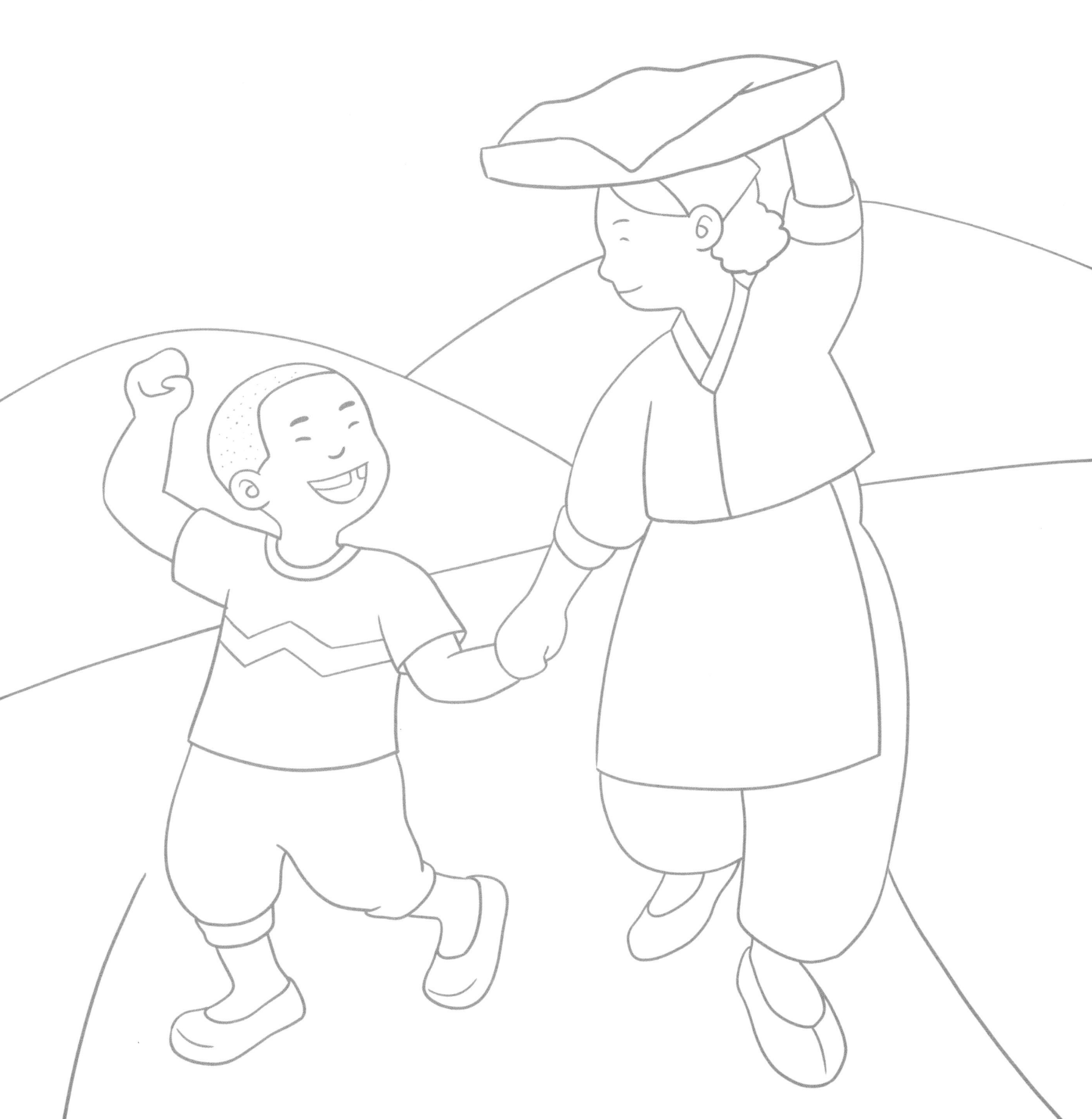

장터 구경을 마치고

어린 시절 구경한 시장을 떠올리며 간단히 기억을 적어보세요.

어느 지역, 무슨 마을 시장이었을까요?

장터에는 무엇을 타고 갔을까요?

오일장이었다면 며칠과 며칠에 장이 섰을까요?

'시장' 하면 떠오르는 기억은 무엇이 있을까요?

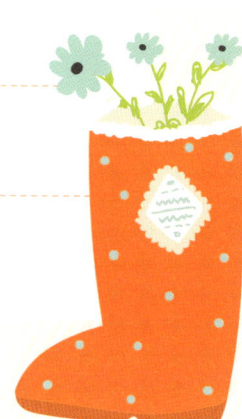

그리기와 색칠하기, 어떠셨나요?

그림 그리기와 색칠하기 과제를 함께해주셔서 고맙습니다.

마음이 좀 편안해졌는지요?

기분 좋았던 부분, 혹은 그렇지 않은 부분을 적어보세요.

밝고 좋은 마음과 그렇지 않은 마음,

기쁨과 슬픔과 즐거움이 담긴 여러분의 그림 이야기를 들려주세요.

우리 책 100% 활용하기

젊을 때는 쉽기만 하던 일들이 마음처럼 되지 않을 때가 있습니다. 밥을 먹고 옷을 갈아입는 것, 씻고 배변하기 등 지극히 일상적인 활동을 내 손으로 직접 관리할 때 자존감도 지킬 수 있습니다. 그런데 이렇게 기본적인 신체의 기능도 나이가 들면 열심히 관리를 해야만 유지됩니다.

그림과 색칠도 운동입니다

몸의 여러 기능이 저하될수록 손힘을 길러야 합니다. 손놀림의 정확성이 높고 물건 잡는 힘을 자유자재로 조절할 수 있으면 일상적인 사회 적응력도 높아집니다. 이는 곧 신체의 균형 감각과 인지 기능을 균형 있게 유지하게 해주는 소근육을 활발하게 쓸 수 있어야 한다는 의미입니다. 그림을 그리고, 색칠을 하고, 글씨를 쓸 때 사용하는 것이 손의 소근육입니다. 말초신경이 발달한 손에는 뇌의 인지 능력과 연결되는 감각들이 많이 퍼져 있습니다.

소근육 운동은 우리 뇌의 사고력, 추진력, 문제 해결 능력을 높여줍니다. 손을 많이 움직일수록 지능과 기억력의 중추 역할을 하는 전두엽 전체가 자극을 받기 때문입니다. 오감으로 들어온 정보를 뇌에서 분석하고 종합해 팔다리의 운동 기능과 연결하는 인지 작용에 직결되는 활동이지요. 새로운 정보를 외우거나 이해하는 학습 능력도 물론 연관됩니다.

뇌 부위별 기능과 장애

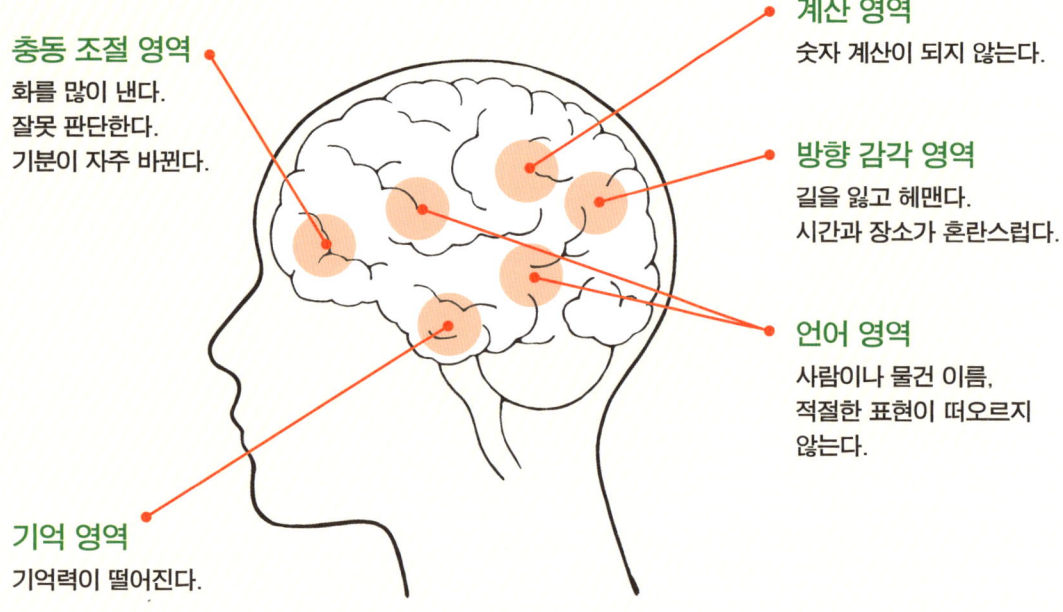

충동 조절 영역
화를 많이 낸다.
잘못 판단한다.
기분이 자주 바뀐다.

계산 영역
숫자 계산이 되지 않는다.

방향 감각 영역
길을 잃고 헤맨다.
시간과 장소가 혼란스럽다.

언어 영역
사람이나 물건 이름,
적절한 표현이 떠오르지
않는다.

기억 영역
기억력이 떨어진다.

컬러링과 함께하는 뇌 건강 관리법

우리는 눈을 통해 세상에 관한 정보를 얻습니다. 시공간視空間 정보 처리는 가장 기초적이고 필수적인 능력입니다. 2차원, 3차원 시각 정보를 받아들여 그에 맞춰 행동하는 것, 치매 환자는 점차 이 능력이 저하됩니다. 특히 알츠하이머 환자들은 양쪽 두정엽이 손상되기 때문에 시공간 구성 장애를 많이 보이는데요. 대상을 보고도 위치, 거리, 크기, 길이 등을 판단하지 못해 혼란을 겪곤 합니다. 시공간 정보의 세부 처리는 뇌의 특정 경로에서 일어나므로 어느 경로에 손상을 입느냐에 따라 장애가 다양하게 나타납니다.

또 뇌가 노화하면 정보 구성 능력이 점차 감퇴됩니다. 구성 능력 검사는 치매 진단에 유용한 검사법으로, 환자의 인지 장애 여부를 알아내는 데 자주 사용되지요. 시공간 능력에 장애가 오면 그림을 보고 머릿속에서 내용을 구성해내는 데도 어려움이 생깁니다. 보고 판단하는 것, 상황에 맞춰 말하거나 행동하는 순서를 착각하고 혼동하는 경우가 있는데, 이는 시각 정보를 지나치게 단순화한다든지 내용과 요소를 바르게 조직하지 못하기 때문입니다.

이 책의 구성

01

우리 책은 인지 활동을 크게 ①문자 인식(글자, 문장), ②숫자 인식(수, 계산), ③색깔 인식, ④공간 지각(형태, 위치)으로 구분하고, 여기에 맞춰 뇌 기능을 활성화하는 과제로 구성했습니다. 물론 네 가지 인지력은 언제나 종합적으로 작동하므로, 과제 하나하나는 주요 활성 포인트 이외에 네 가지 인지 능력 자극 효과를 두루 담고 있습니다.

글자 읽기, 문장 이해하기, 물건 세기, 돈 계산하기, 사물의 방향과 위치 찾기, 배치 순서와 관계 이해하기, 짐작하고 추리하기 등으로 뇌를 자극해주는 과제를 짜임새 있게 구성한 동시에, 효과와 재미를 모두 고려해 글자와 그림, 숫자 등 다양한 요소를 적극적으로 활용한 것이 이 책의 특징입니다.

이 책의 효과

02

1 문자 인식 능력 향상 – 읽기 · 쓰기 · 문맥 이해하기

글자와 문장을 읽고 이해한 것을 확인하는 과정입니다. 뇌의 두정엽과 후두엽 영역을 자극해줍니다. 두정엽은 눈으로 본 형태와 공간을 인지하는 부분으로, 언어를 구조적으로 이해하는 데 관여하고 숫자와 계산도 담당합니다. 대뇌의 두정엽에 이상이 생기면 왼쪽과 오른쪽을 똑바로 구분하지 못하고 손가락의 이름을 짚어내지 못하며, 간단한 숫자 계산을 하지 못하거나 글씨를 쓰지 못하는 게르스트만 증후군이 나타납니다.

후두엽은 외부에서 우리 뇌로 들어오는 다양한 시각 정보를 분석하고 통합해줍니다. 후두엽이 손상되면 시각 실인이 생기는데, 눈이 안 보이는 것이 아니라 보이는 것을 뇌가 무시하는 증상이 생기는 것입니다. 사물을 보고도 무엇인지 알지 못하거나 글을 읽지 못하고, 색을 인식하지 못하며, 사람의 얼굴을 알아보지 못하는 증상 등이 나타납니다. 후두엽과 두정엽이 조화를 이룰 때 한 형상과 다른 형상의 관계를 바르게 인식해 운동을 기획할 수 있는데, 치매는 이러한 인지 기능이 전반적으로 저하되는 것이 특징입니다.

2 숫자 인식 능력 향상 – 계산 능력

뇌에서 숫자 처리나 계산 기능을 관장하는 부위가 바로 두정엽입니다. 두정엽은 외부에서 들어오는 정보를 조합하는데, 두정엽이 손상되면 무인식 증세가 나타나므로 공부는 물론 다른 일도 할 수 없게 됩니다. 이 책에서는 사물의 종류를 구별해 숫자를 세고, 크고 작은 숫자를 구분하며, 더하고 빼는 간단한 셈으로 계산 능력을 알아볼 수 있도록 했습니다. 나이가 들면서 서서히 돈을 계산하고 관리하는 능력이 떨어지는 것은 자연스러운 현상이지만, 치매 초기 노인의 경우에는 그 변화가 뚜렷하게 나타납니다. 기억력과 별개로 계산 능력에 문제가 생기는 경우도 흔한데, 음식이나 물건 주문, 물건 사고 돈 치르기, 시계 보고 시간 계산하기 등 대단히 일상적인 상황에 두루 적용되는 인지 기능인 만큼 꾸준히 자극해줄 필요가 있습니다.

3 색깔 인식 능력 향상 – 기억력 · 감정 표출

다채로운 색상으로 두뇌 활동을 활성화하도록 고려했습니다. 우리 눈에 보이는 색은 모두 빛이 만들어내는데요, 눈의 망막을 거쳐 들어온 수많은 색상은 전기 신호로 변환되어 후두엽을 자극합니다. 따라서 다양한 색을 인지하고 구분하는 능력을 발달시키면 사물이나 사람을 눈으로 보고 적절히 판단하는 후두엽의 기능이 활성화됩니다.

주어진 색을 인식하고 지시에 따라 색칠해보세요. 자연스럽게 기억력을 북돋우고, 색을 칠할 때 나타나는 미묘한 색깔 차이, 손힘에 따라 달라지는 농도 차이, 색과 색이 겹칠 때 나타나는 변화 등을 즉각적으로 인식, 처리함으로써 판단력을 높여줍니다. 말초신경을 활발하게 자극해 미세한 근육을 섬세하게 조정하는 효과도 있습니다. 그림을 잘 그리지 못하는 사람이라도 색칠에는 얼마든지 도전할 수 있으며, 색에는 정답이 없는 만큼 자유롭게 시도해도 좋다는 점에서 심리적 부담도 낮습니다. 또 색에는 보편적인 감정과 개개인의 감정이 담기게 마련이므로, 두뇌 활동의 정서 측면과 직결되는 만큼 미술 치료의 주요 취지인 '건강한 감정 표출' 면에서도 매우 유익합니다.

4 공간 지각 능력 향상 – 형태와 위치 인식

형태와 색을 이해하고 질감을 기억하며, 위치와 속도를 구분하는 시공간 지각 능력을 모두 아우릅니다. 이 능력을 건강하게 유지해야 사물에 부딪치지 않고 안전하게 피할 수 있고, 걸려 넘어

지지 않고 걷거나 앉을 수 있으며, 스스로 옷을 입고 음식을 먹을 수 있습니다. 소뇌의 영향으로 미세 운동 능력이 저하되는 경우도 있지만, 두정엽이 활발하게 작동해야 일상을 무리 없이 유지할 수 있습니다.

또 우리 뇌의 피질은 뇌의 전방과 후방 영역의 기능을 연결해주는 부위입니다. 전두엽, 후두엽, 측두엽, 두정엽을 서로 연결하고 통합해 감각·정서 조절 기능과 인지 통합 기능을 연합하는 것입니다. 장기 기억 보존 영역과 새로운 기억을 수집하는 영역이 피질에서 역동적으로 통신하면서 기억 과정을 조율하고, 경우에 따라서는 한쪽 피질 영역이 제대로 작동하지 않을 때 다른 쪽이 사라진 기능을 대신하기도 하지요.

우리 책에서는 공간 지각 능력을 높이기 위해 점선 따라 그리기, 절반 완성하기, 똑같이 그리기 등 그림 그리기를 여러 방식으로 응용했습니다. 지시 사항을 이해하고 주어진 대로 그리는 단계에서 나아가, 스스로 판단하고 유추해 그림을 완성하는 단계까지 두루 경험할 수 있습니다. 또 길 찾기, 그림자 구별하기, 짝 맞추기 등으로 변화를 줘 지루하지 않게 두뇌 기능을 활성화하게 해줍니다.

문제 풀이

기억력 쏙쏙, 계산도 술술
정답을 함께 맞춰보아요.

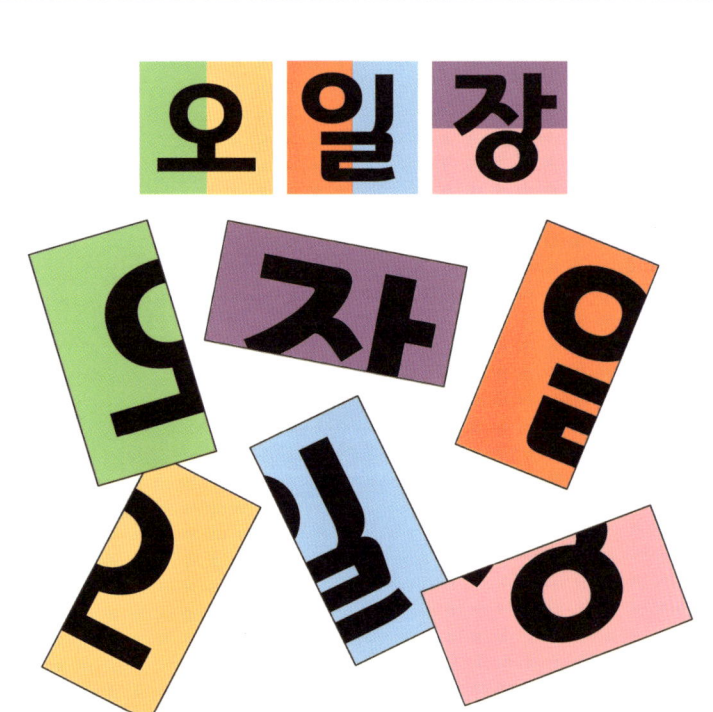

글자 맞추기

01 정답

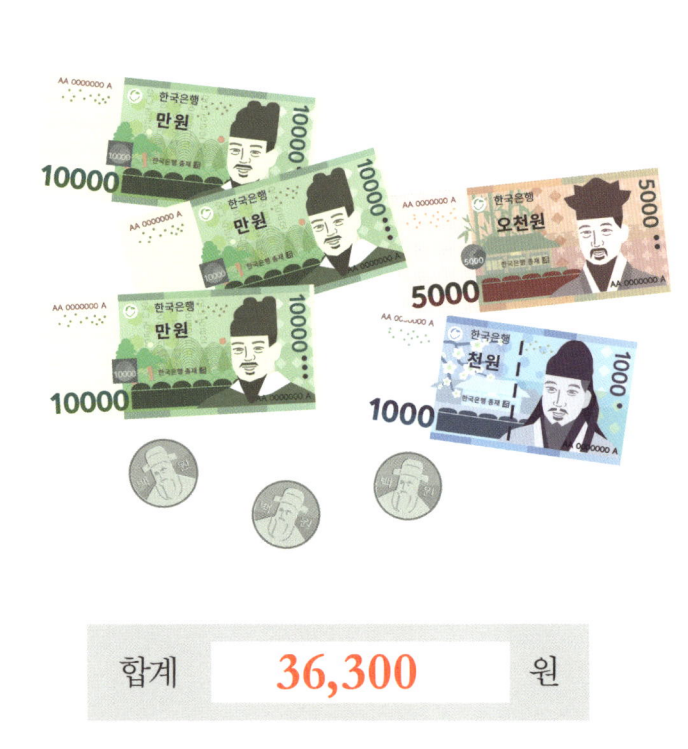

얼마일까요

02 정답

합계 36,300 원

정답 03   짝 맞추기

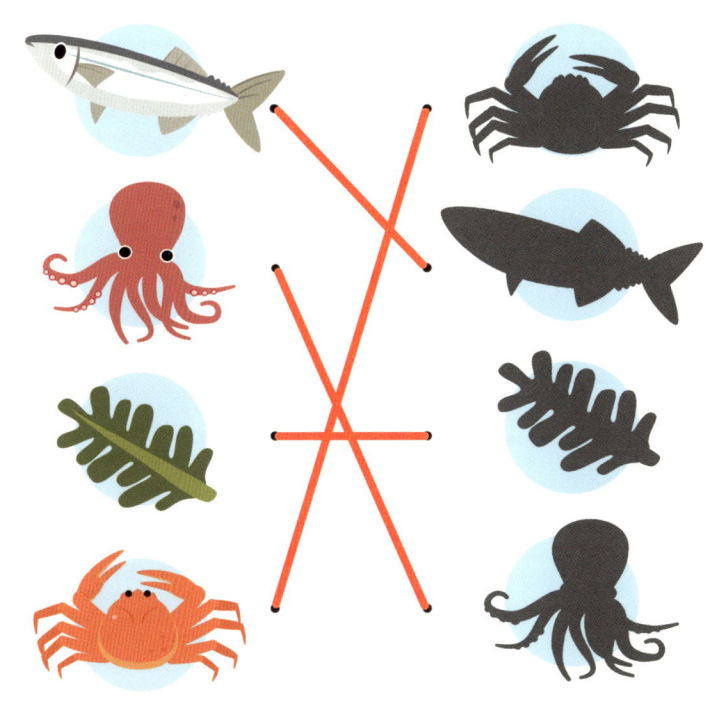

정답 04   같은 것 찾아 숫자 세기

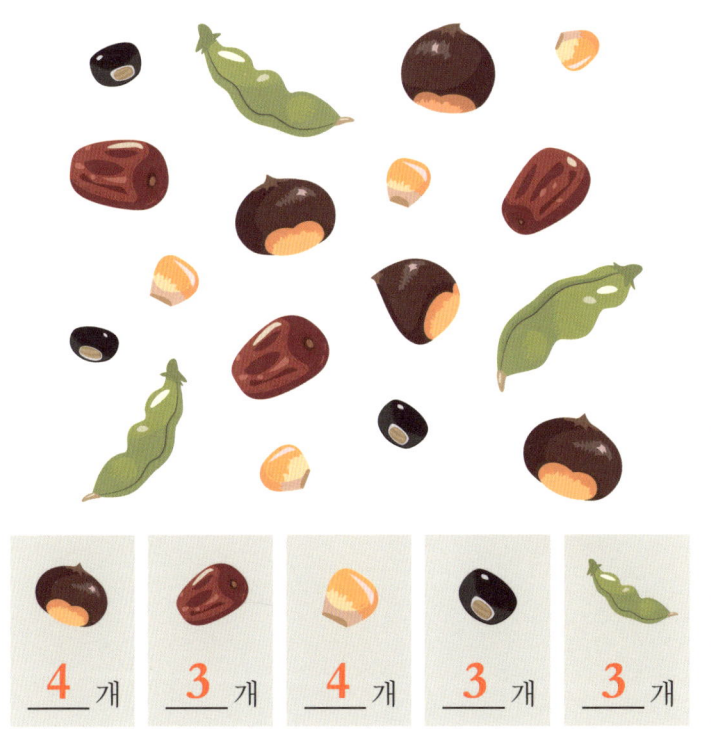

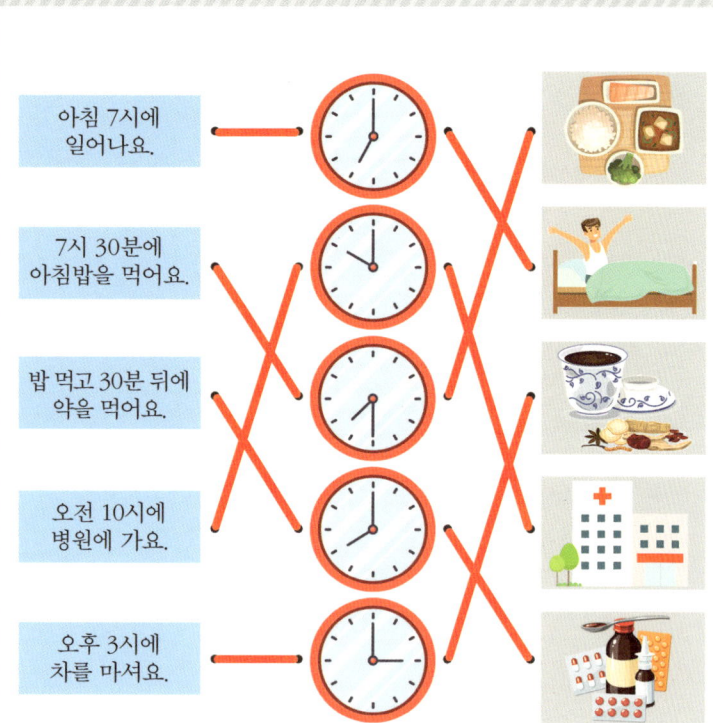

스케줄 관리

05 정답

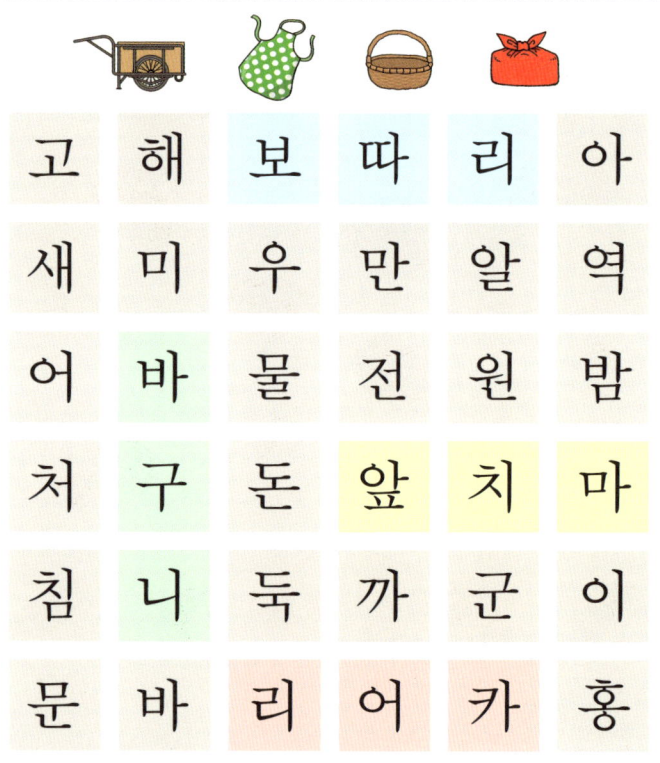

단어 찾기

06 정답

정답 07 돈 계산하기

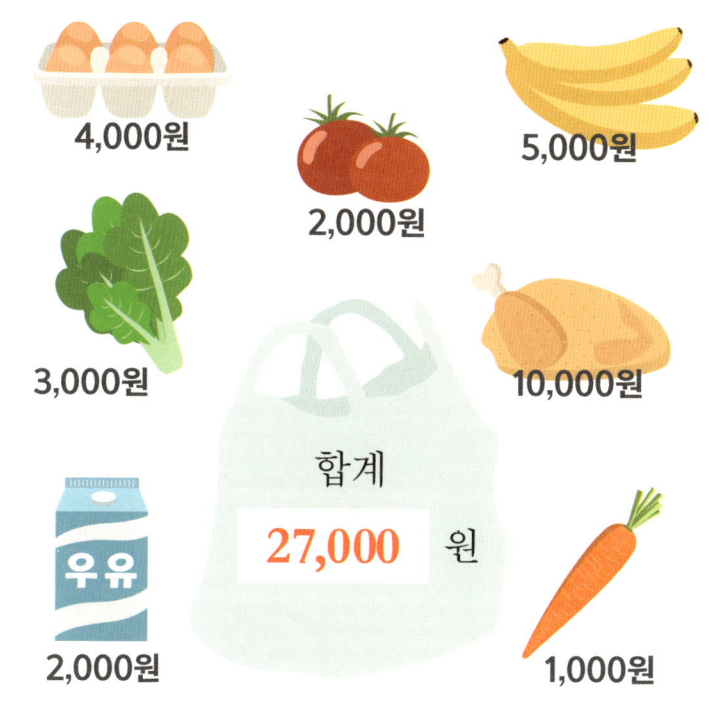

정답 08 단어 찾기

1. 가는 날이 　장날　 이다

2. 싼 게 　비지떡　

3. 　금강산　 도 식후경

4. 꿩 먹고 　알　 먹기

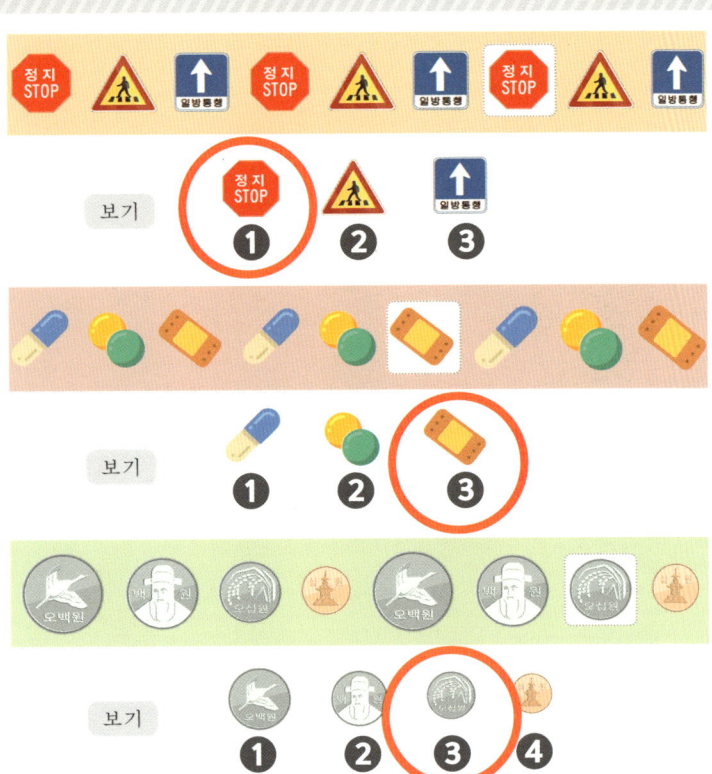

순서 맞히기

09 정답

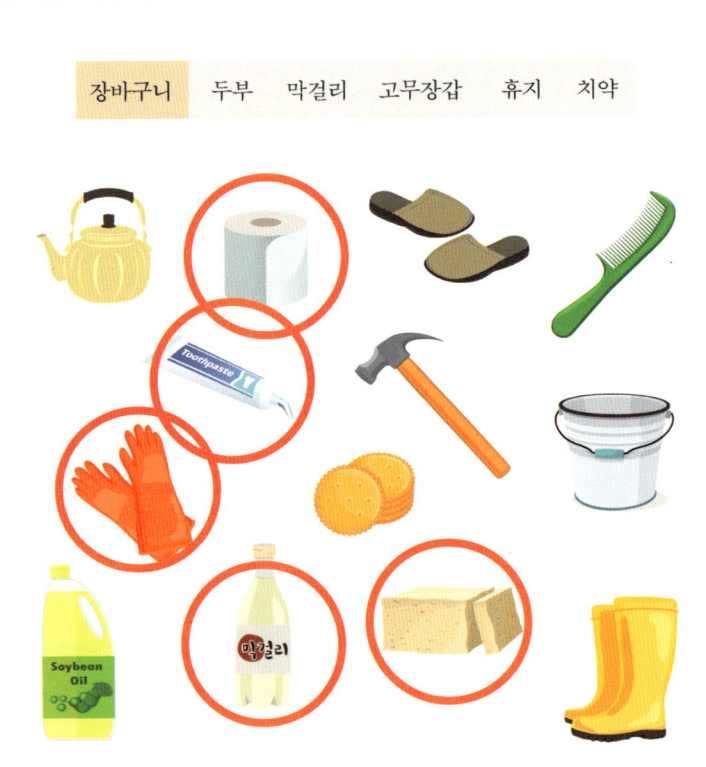

물건 고르기

10 정답

정답 11   여러 가지 모양 찾기

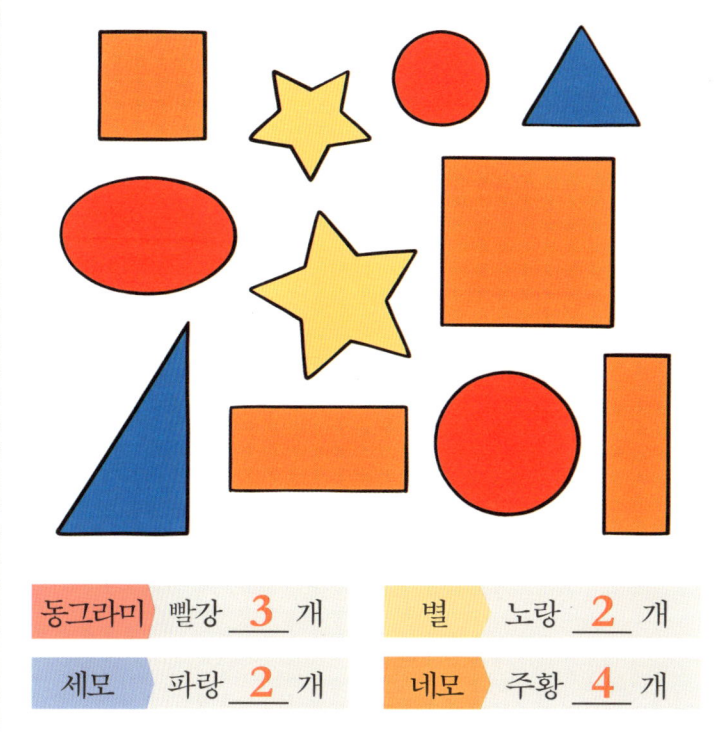

동그라미 빨강 __3__ 개   별 노랑 __2__ 개
세모 파랑 __2__ 개   네모 주황 __4__ 개

정답 12   미로 찾기

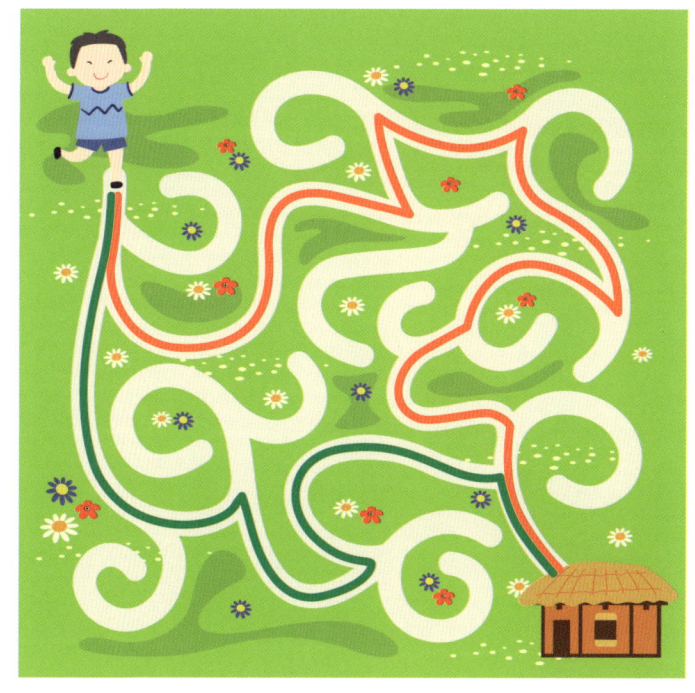

기억력을 지켜주는 컬러링북

엄마 따라 장터 구경 - 인지 장애 개선용

ⓒ 박수정, 2020

2020년 12월 4일 초판 1쇄 발행
2022년 3월 9일 초판 2쇄 발행

지 은 이   박수정
그 린 이   강준휘 · 구태은
펴 낸 이   박해진
펴 낸 곳   도서출판 학고재
등   록   2013년 6월 18일 제2013-000186호
주   소   서울시 마포구 새창로 7(도화동) SNU장학빌딩 17층
전   화   02-745-1722(편집) 070-7404-2810(마케팅)
팩   스   02-3210-2775
전자우편   hakgojae@gmail.com

ISBN   978-89-5625-413-5 14510
       978-89-5625-419-7 세트

- 이 책은 저작권법에 의해 보호받는 저작물입니다. 수록된 글과 이미지를 사용하고자 할 때에는 반드시 저작권자와 도서출판 학고재의 서면 허락을 받아야 합니다.
- 잘못된 책은 구입한 곳에서 바꿔드립니다.